審美歯科入門からむし歯・歯周病予防などの家庭の歯学まで

歯医者さんを知ろう!!
歯医者さんと患者さんとのコミュニケーションツール

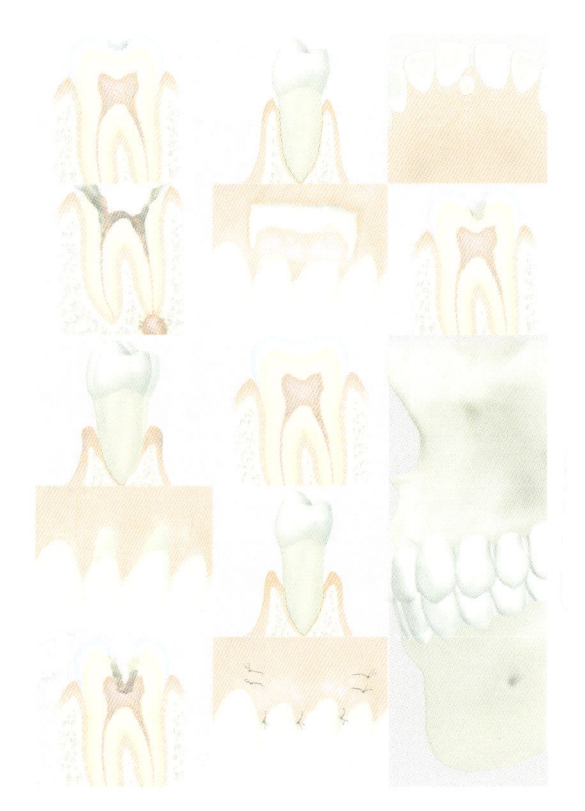

執筆者
田中 秀樹
水上 哲也
安東 俊夫
徳永 哲彦
竹田 博文
泥谷 高博
堤 春比古
荒木 秀文

クインテッセンス出版株式会社　2006

Tokyo, Berlin, Chicago, London, Paris, Barcelona, Istanbul, Milano, São Paulo, Moscow, Prague, Warsaw, New Delhi, and Beijing

プロローグ

　歯科治療に対して不安な気持ちを抱く人は，少なくないと思います．歯の治療について，「治療期間が長くかかり，いつ終わるかわからない」「治療費がいくらかかるかわからない」「痛くないのに治療をされた」「何をされているのかわからない」などという思いをされた方は多いと思います．

　一般に患者さんが求める名医の条件とは，「『治療が痛くなく，快適』，『治療期間が短い』，そして『あまり歯を抜かない』といった治療経過から，『治療結果が長い間良好に経過する』『よくかめる』『きれいな歯が入る』という治療結果を導き出せる歯医者さん」ということでしょう．歯科医療の特異性は，「医療の側面と美容の側面が共存していること」，「銀歯や入れ歯などの人工的なものが口の中に入ること」，「むし歯になってしまった歯や歯周病によって失くしてしまった歯周組織は，時間を置いても勝手に治ることはないこと」，それに「『保険治療』と『自費治療』が混在すること」などにあります．

　歯科治療は，
①むし歯になってしまった歯や欠けた歯の修復
②歯周病の治療
③種々の理由で残せなくなった歯や親知らずの抜歯
④歯を失くしたところに，入れ歯やブリッジなどの歯を入れてかみ合わせの再構築
⑤歯並びを治す矯正治療

などがこれまで主であったのが，最近ではより美しく，自然にといった美容的要素が強くなってきています．歯科医院に来院される患者さんも，雑誌やテレビを見て，モデルやタレントたちの口元からこぼれる真っ白な歯にあこがれ，それを希望するようになってきました．インターネットや雑誌の広告などには，最新の歯科治療法や歯科材料の専門用語が氾濫しているにもかかわらず，それを正確に理解している人は少ないように思われます．

　歯肉が腫れている状態で白い歯を入れても，何か不自然で健康的には見えません．せっかくきれいな歯が入ったかと思ったのに歯根の先のほうが腫れてしまうようでは，治療した意味がありません．エックス線写真（レントゲン）でしか見えない歯の周りの組織や歯根が悪くても，痛くなければ，そのときは気がつきません．何年かたって腫れたり，痛みが出たり，グラグラ動き出したりしたときには，そのときに入れた歯をつくり直さなければならなかったり，最悪の場合は抜歯せざるをえなかったりします．目に見えない治療であるかみ合わせの基礎となる歯の周りの組織の健康こそが，目に見えるきれいな歯を支えていることを忘れてはいけません．前歯や奥歯のそれぞれの歯1本1本が，お互いに助け合い，咀嚼機能を担う筋肉と顎関節との関係のなかで大切な役割を担っているのです．

　これまで野性の動物では食べられないことは死を意味するにもかかわらず，人間の「食べる」という生きるための根源をなす歯は，「生命に直接にかかわらない」という理由で軽んじられてきました．しかし現在歯科医療は，技術・材料などの劇的な進歩を遂げ，さらに国民の歯に対する意識は単に「かめればいい」「痛くなければいい」だけから，「快適さ」「かみ心地」「より自然に，美しく」へと多様化してきました．そしてお口の中の健康が，全身の健康に大きく影響することも多くの研究で取り上げられるようになりました．

　治療期間の短縮，無痛治療，そしてコストパフォーマンスは，歯科医療者と患者にとっていつの時代も普遍のテーマであることは間違いないでしょう．しかし見えない治療にこそ時間と手間がかかり，それが結果として審美・美容を支えていることを忘れてはなりません．そしてインフォームドコンセント，インフォームドチョイスやセカンドオピニオンなどの言葉をあちこちで耳にするなか，歯科医院で説明された情報をどの程度正確に理解できているでしょうか？　歯科治療内容だけでなく歯科医療に従事する歯科医師，歯科技工士，歯科衛生士，歯科助手，歯科医療事務担当者たちがどのような仕事をしているかを，本書で少しでも理解していただけたら，またその手助けとなれば幸いに思います．

本書の使い方

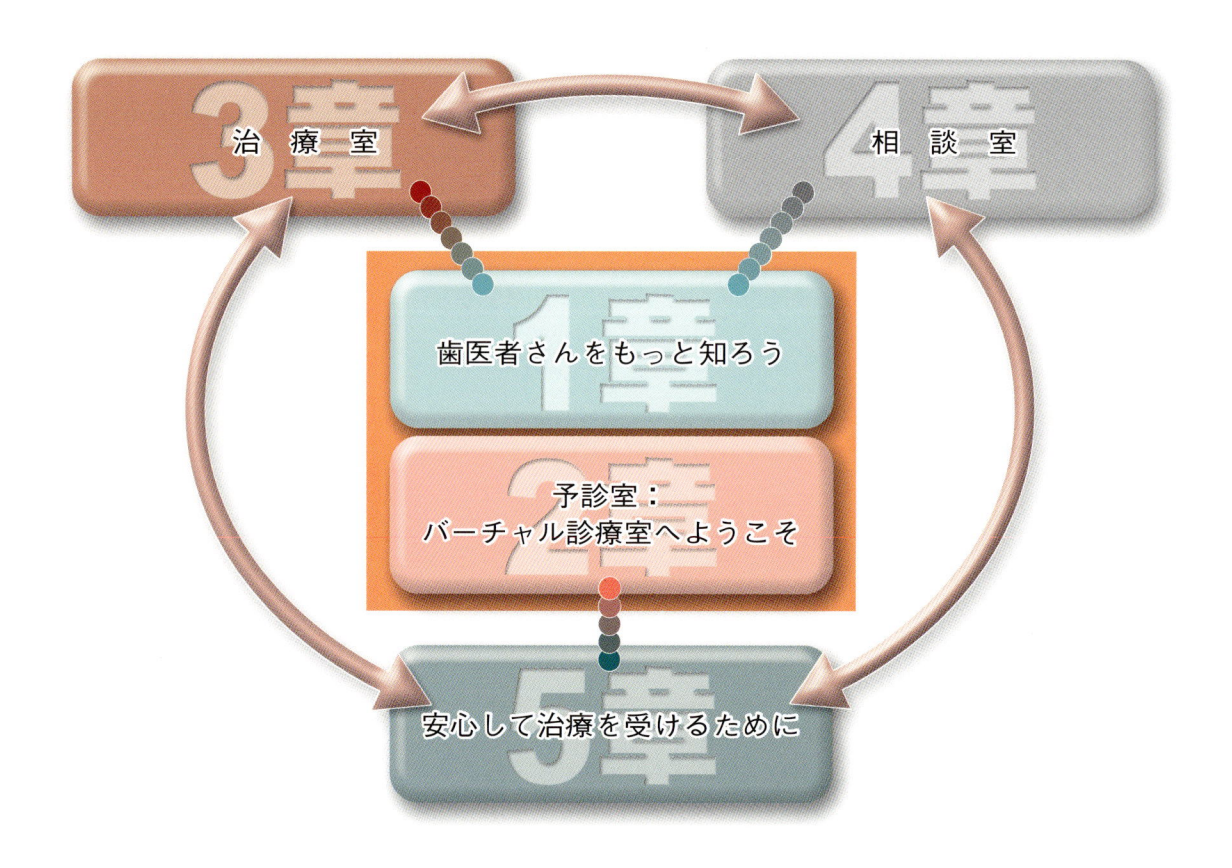

3章 治療室

4章 相談室

1章 歯医者さんをもっと知ろう

2章 予診室：バーチャル診療室へようこそ

5章 安心して治療を受けるために

　本書は，これから歯医者さんへ行こうと考えている患者さん，今まさに待合室にいらっしゃる患者さん，その患者さんに対してインフォームドコンセントのうえ治療を行う歯科医師，歯科医療を支える歯科衛生士，歯科技工士を結ぶ最適なコミュニケーションツールです．

　まず，**1章「歯医者さんをもっと知ろう」**では，歯科医院はどんな仕組みや設備があるのか，また，普段治療を受けているだけではわからない歯科医師・歯科衛生士・歯科技工士の仕事をわかりやすく解説しています．

　2章「予診室：バーチャル診療室へようこそ」では，まず，問診表はなぜ重要なのかをわかりやすく解説するとともに，患者さんの症状や主訴をあげ，それを改善するには本書のどこの箇所に解説がなされているか，一目でわかるようになっています．

　3章「治療室」では，患者さんの主訴や症状に対して，9つの治療室にわけて，治療の概要，治療ステップ，適応症，治療を受ける際のワンポイントアドバイスなどについて，多くのカラー写真を用いて親切に解説しています．

　4章「相談室：Q&A100」では，Q&Aを一挙100例掲載．いままで歯医者さんに聞けなかった疑問を明らかにしていきます．

　5章「安心して治療を受けるために」では，歯医者さんからもらった資料が理解できるように説明を行うとともに，よりよい治療を受けるためのアドバイス，そして，索引代わりにもなる歯科治療や予防のための「ミニ知識50」を掲載しています．

　1章・2章を核に，そのまわりに衛星のように3章・4章・5章が連携しています．どのページから読んでも読みたいページにすぐたどり着けるようになっており，疑問点がすぐ解決できる構成です．

　さあ，みんなでもっと「歯医者さんを知ろう！！」．

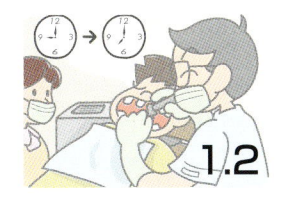

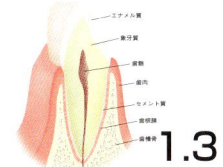

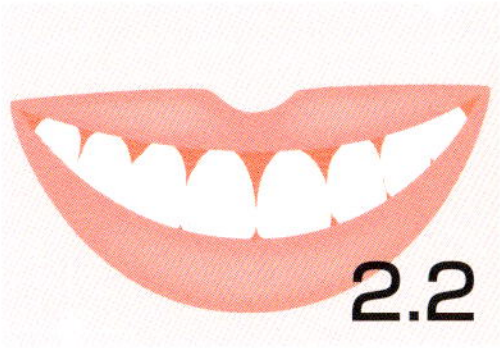

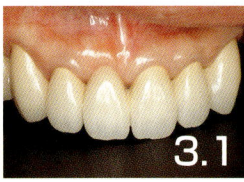

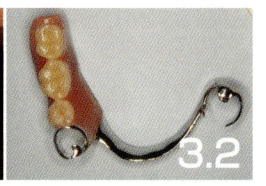

歯医者さんを知ろう!! Contents

プロローグ／3
本書の使い方／4

第1章 歯医者さんをもっと知ろう／9

1.1 近未来の歯科医院ってどんなところ？　／10
1.2 歯科医師，歯科衛生士，歯科技工士の仕事を知ろう／12
1.3 お口の中を知ろう！／14
1.4 コラム：近未来の予防(生命科学的アプローチ)／15
　ミニ資料1　歯みがきと8020運動／16

第2章 予診室：バーチャル診療室へようこそ／17

2.1 問診表／18
2.2 気になりませんか!?　こんな症状／20
　ミニ資料2　日本の歯医者さんの治療費は？／22

第3章 治療室／23

3.1 美しい笑顔のための治療室(審美歯科治療室)／24

3.1.1 ラミネートベニア／25
3.1.2 ホワイトニング(漂白)／26
3.1.3 セラミッククラウン／27
3.1.4 歯肉の着色の改善(歯肉の色を治す)／28
3.1.5 コラム：審美歯科治療を成功させるために／29
3.1.6 コラム：最新の審美歯科～こんな審美もあります／30
3.1.7 コラム：保険治療と自費治療／31

3.2 歯が欠けたり抜けたりしたときの治療室(機能回復治療室)／32

3.2.1 歯が欠けて冠を被せる(クラウン)／33
3.2.2 固定式入れ歯(ブリッジ)／34
3.2.3 歯の移植／35
3.2.4 部分入れ歯(部分床義歯)／36
3.2.5 総入れ歯(総義歯)／37
3.2.6 前歯のインプラント／38
3.2.7 奥歯のインプラント／39
3.2.8 インプラント義歯／40
3.2.9 コラム：入れ歯／41
3.2.10 コラム：クラウン(冠)ができるまで／42
3.2.11 コラム：金属焼付ポーセレンクラウン／43

contents

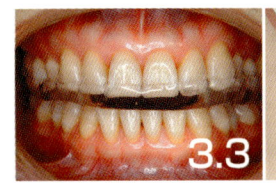

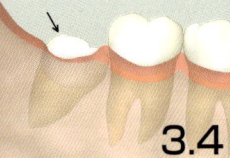

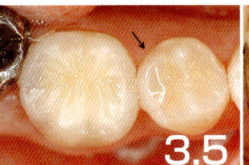

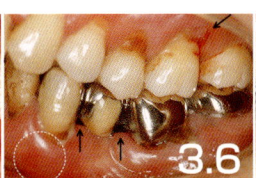

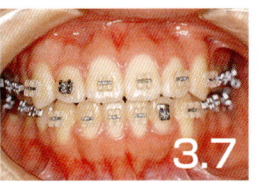

3.3 かみ合わせ治療室（咬合治療室）／ 44

- 3.3.1 顎関節症／ 45
- 3.3.2 歯ぎしり，食いしばり／ 46
- 3.3.3 伸びたり傾いてしまった歯（挺出，傾斜）／ 47
- 3.3.4 すりへった歯（咬耗）／ 48

3.4 けがや口内炎などお口のさまざまな病気の治療室（口腔外科治療室）／ 49

- 3.4.1 抜歯しなければならないとき／ 50
- 3.4.2 親知らず（埋伏智歯）の抜歯／ 52
- 3.4.3 意外と知られていない全身疾患とお口の治療
  - ①口腔内の小腫瘤／ 53
  - ②粘膜の異常／ 54
  - ③骨の異常・炎症／ 55
- 3.4.4 お口のけが（外傷）／ 56
- 3.4.5 コラム：全身疾患と口腔内の症状／ 57

3.5 むし歯の治療室（保存修復治療室）／ 58

- 3.5.1 直接詰め物をする（直接充填修復）／ 59
- 3.5.2 型をとり詰め物をつくって後日詰める（間接法修復／インレー・オンレー）／ 60
- 3.5.3 神経をとる（抜髄治療）／ 61
- 3.5.4 腐敗した根の治療（感染根管治療）／ 62
- 3.5.5 歯の土台づくり（コア，支台築造）／ 63

3.6 歯肉の治療室（歯周治療室）／ 64

- 3.6.1 初期の歯周病の治療／ 65
- 3.6.2 進行してきた歯周病の治療（中等度歯周病の治療）／ 66
- 3.6.3 かなり進行した歯周病の治療（重度歯周病の治療）／ 67
- 3.6.4 歯肉の形の異常の治療（ガミースマイル）／ 68
- 3.6.5 歯肉が下がって歯がしみる場合（再生療法）／ 69
- 3.6.6 歯周病のメインテナンス療法／ 70

3.7 歯並びの治療室（矯正歯科治療室）／ 71

- 3.7.1 矯正治療の流れ／ 72
- 3.7.2 矯正治療が必要な歯並び／ 74
- 3.7.3 咬合誘導（咬合育成）／ 76
- 3.7.4 小矯正（MTM）／ 77
- 3.7.5 コラム：矯正治療のその他のバリエーション／ 78

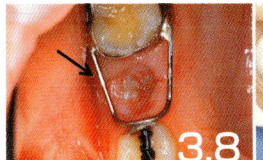

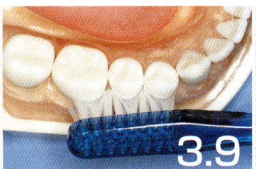

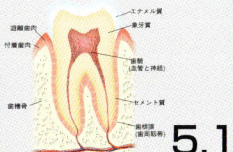

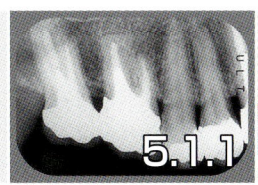

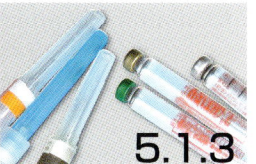

3.8 ライフステージにあわせた治療室／79

- 3.8.1 ライフステージにあわせた歯科治療／80
- 3.8.2 小児のむし歯治療／82
- 3.8.3 妊娠中に気をつけること／83
- 3.8.4 コラム：有病者・生活習慣病／84

3.9 予防歯科治療室／85

- 3.9.1 プラーク（歯垢），歯石の除去／86
- 3.9.2 口腔衛生指導・生活指導／87
- 3.9.3 予防とメインテナンス／88
- 3.9.4 むし歯のかかりやすさの検査（カリエスリスクテスト）／89
- 3.9.5 口臭／90
- 3.9.6 歯周病と全身疾患（ペリオドンタルメディシン）／91

第4章 相談室：お口のトラブル Q&A100／93

4.1 お口のトラブル Q&A100／94

第5章 安心して治療を受けるために／111

5.1 歯医者さんからもらった資料の理解のために／112

- 5.1.1 エックス線写真の見方／114
- 5.1.2 歯科医院でもらうお薬／117
- 5.1.3 歯科の麻酔とは？／119
- 5.1.4 コラム：歯医者さんとよい関係で長くつきあっていくために／120

5.2 よりよい治療を受けるために／121

5.3 歯科がよくわかるようになる ミニ知識50／122

第1章
歯医者さんをもっと知ろう

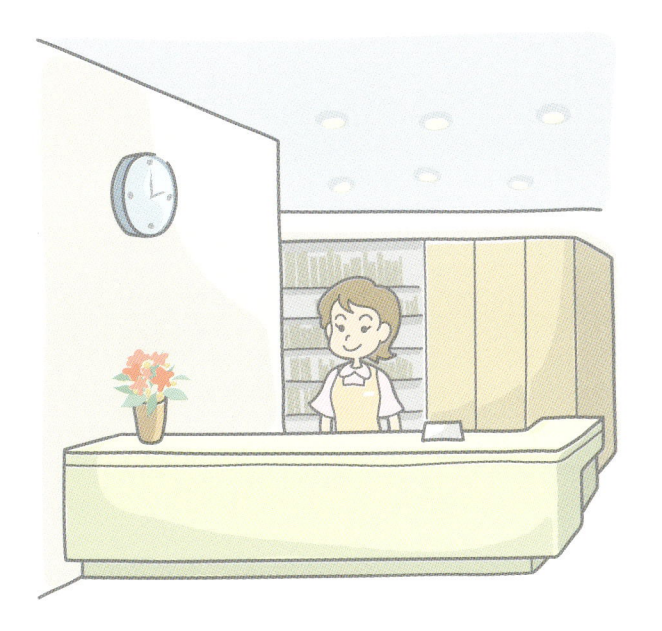

1.1 近未来の歯科医院ってどんなところ？

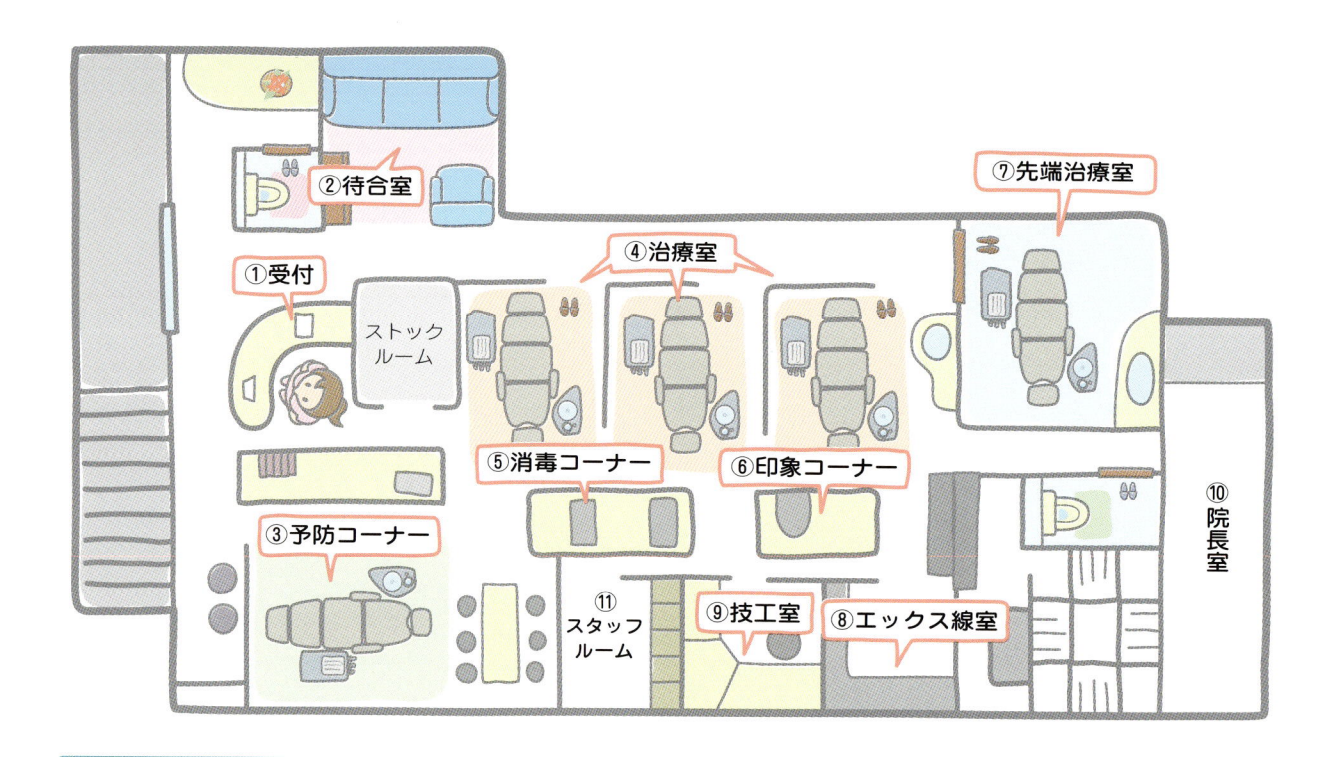

① 受付
② 待合室
③ 予防コーナー
④ 治療室
⑤ 消毒コーナー
⑥ 印象コーナー
⑦ 先端治療室
⑧ エックス線室
⑨ 技工室
⑩ 院長室
⑪ スタッフルーム
ストックルーム

①受付

　来院して初めてスタッフと対面するところです．初診の患者さんはここで保険証を提示，問診表を記入します．治療が終了した後は次回の予約や会計をします．

　治療を受ける前の患者さんは多少なりとも緊張するものです．ですから，できるだけリラックスできるような受付の対応を心がけています．ここで，お口の気になるところや今の体の状態などを問診表（☞p18）に記載してカルテを作成します．

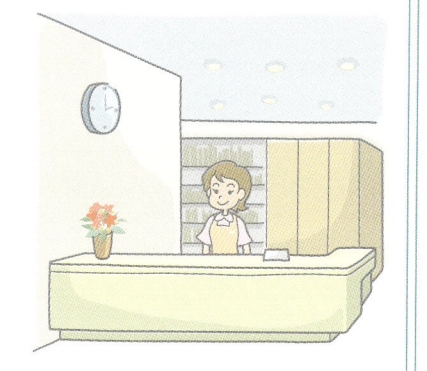

②待合室

　治療前の患者さんの不安が少しでも和らぐような雰囲気づくりに各医院が工夫をこらしています．最近では患者さん同士の情報交換の場所にもなっているようです．

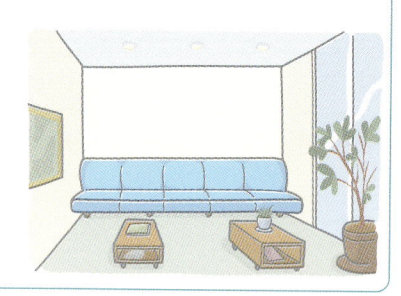

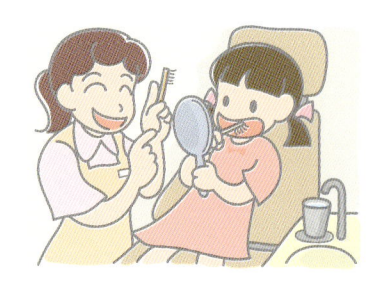

③予防コーナー

　健康な方が予防処置を受け，さらに健康であり続けてもらうために，**ブラッシング指導**，**生活指導**，**フッ化物（フッ素）塗布**，**歯石除去**，**PMTC**（歯のクリーニング）などを行っています．治療が終了した方もここで**メインテナンス**（定期検診）を受けます．歯を削る器具がないのが特徴です．医院によっては治療室と併用してあることもあります．

第1章　歯医者さんをもっと知ろう！

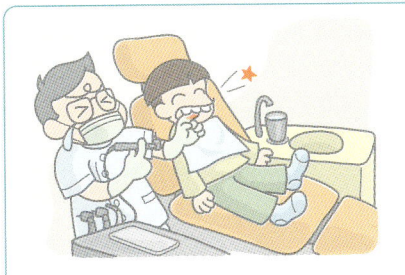

④治療室

実際に治療を行う部屋です．隣の患者さんとはパーテーションで仕切ってプライバシーを重視するつくりになっていて，安心して治療を受けられます．ここでは，いろんな相談ができ，問診表とお口の状態を確認したうえで，歯科医師から治療内容の説明があり，理解・納得されれば治療が始まります．その疾患の進行程度により，当日できる治療，後日に治療計画をたててから行う治療があります．

⑤消毒コーナー

お口のなかで使用する器具を滅菌消毒する場所です．

まず，使用された器具は水洗され，汚れをよく落とします．つぎに消毒薬の入った超音波の洗浄器にかけ，目に見えない細かい汚れまで落とします．そしてオートクレーブという高圧蒸気滅菌器（135℃）にかけ，細菌やウイルスまで滅菌します．滅菌された器具は殺菌灯のなかで保管されます．患者さんのお口で使用される器具はこうして清潔に保たれています．ですから，感染の心配もなく安心して治療が受けられます．

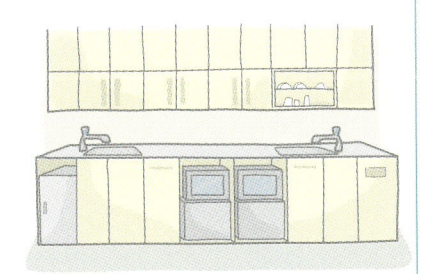

⑥印象コーナー

患者さんの歯や粘膜の型をとるための作業場です．皆さんの歯の型をとる材料は，主に寒天印象材とアルジネート印象材を組み合わせて使います．

寒天の主成分は海草なので安全で，熱すると軟らかく，冷やすと固まる性質です．また，アルジネートの主成分は，珪藻土，硫酸カルシウム，アルギン酸カリウムで，これも海草をアルカリ処理したもので，水と混ぜると固まる性質です．2つの材料の性質が異なるため，熟練したスタッフと歯科医師の技が必要になります．

⑦先端治療室（外科室）

インプラントや**再生治療**，**審美歯科**治療を中心に行う部屋です．保険適応外の治療中心となりますので，より理想的な治療ができるように個室にしてあります．患者さんはここでカウンセリング・治療を受けられます．

⑧エックス線室

エックス線が漏れ出さないように中はすべて鉛で遮蔽されています．部分的な歯の**デンタルエックス線写真**や，顎全体の**パノラマエックス線写真**，顎関節部の**エックス線写真**などを撮影します．妊娠の可能性のある患者さんや妊娠中の患者さんは事前に申告していただく必要があります．

⑨技工室

治療室で印象採得した患者さんの歯型に石膏を流し込み，石膏模型をつくります．ここで歯科技工士や歯科医師によって患者さんのクラウン（冠）や詰め物，入れ歯などを1つひとつ製作していきます．

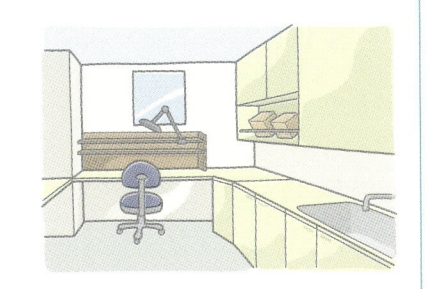

⑩院長室

患者さんの治療計画立案などのデスクワークを行う場所であり，学会の論文や医学書などの資料を保管する場所です．

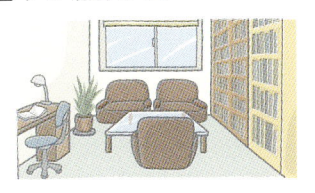

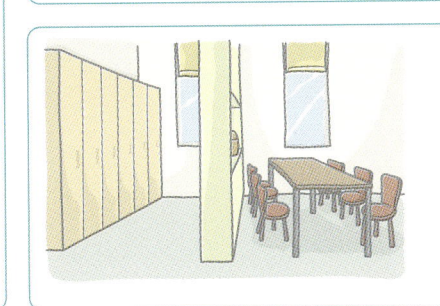

⑪スタッフルーム

忙しい診療の合間に，スタッフがホッと一息つける憩いの場所です．また院内勉強会や症例検討会もここで行います．

1.2 歯科医師，歯科衛生士，歯科技工士の仕事を知ろう

1.2 歯科医師，歯科衛生士，歯科技工士の仕事を知ろう

■歯科医師の1日

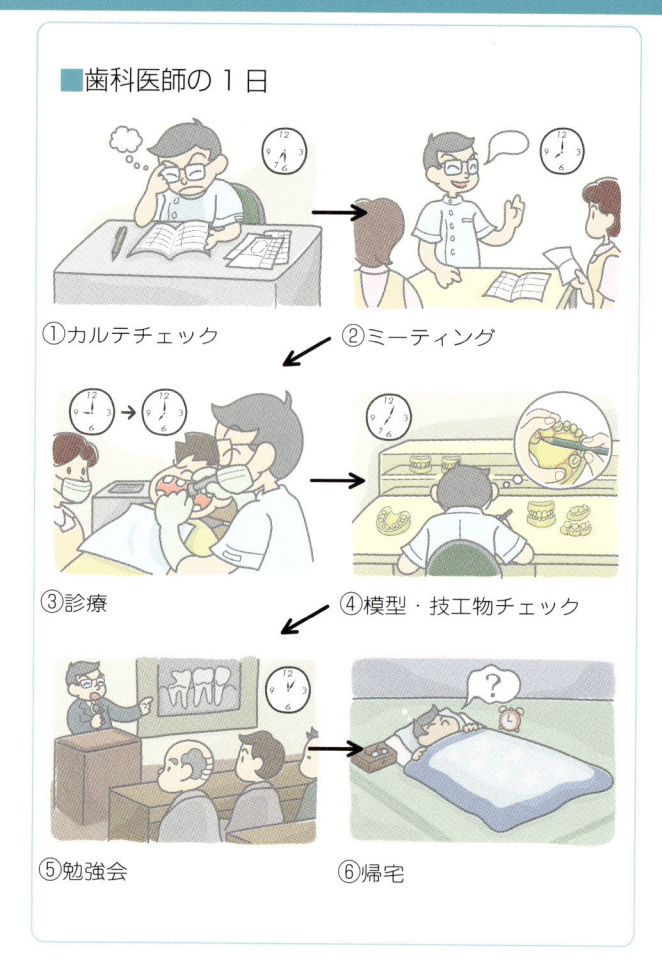

①カルテチェック → ②ミーティング
③診療 → ④模型・技工物チェック
⑤勉強会 → ⑥帰宅

■歯科衛生士の1日

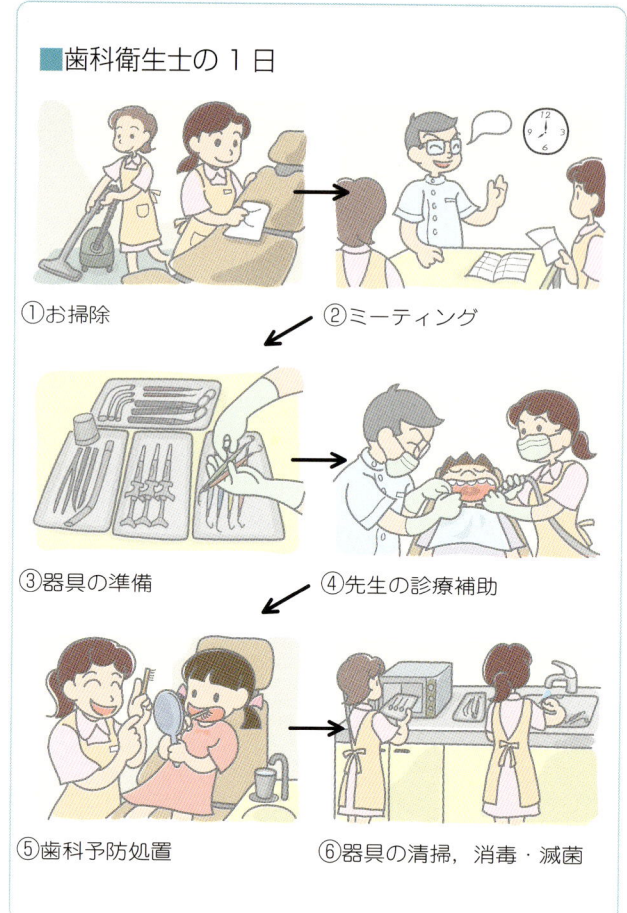

①お掃除 → ②ミーティング
③器具の準備 → ④先生の診療補助
⑤歯科予防処置　⑥器具の清掃，消毒・滅菌

　歯科医院では歯科医師を含め歯科衛生士，歯科技工士，歯科助手，その他さまざまなスタッフがそれぞれの役割を担っています．そして各々が連携・協力し，一丸となって，患者さんのお口の健康回復・維持のため日々がんばっています．

■①歯科医師
　歯医者さんのスタッフを統括管理しているのが歯科医師です．もちろん歯科医師の1日の大半は治療そのものなのですが，その他にもスタッフとのミーティングや患者さんの治療方針についての検討会，カルテの整理や予約簿のチェック，社会保険事務手続きなど，さまざまな仕事があります．
　ところで，日々進歩し続けている現代の歯科医療で，できるだけ最新・最良の治療を患者さんに提供したい，というのが歯科医師の願いでもあります．そのために診療終了後の時間や休診日を利用して講習会・学会に積極的に参加しています．また複数の歯科医師が集まり構成される勉強会（スタディーグループ）などで意見を交換したり，自分の治療を客観的に評価してもらい日々の臨床に役立てるようにしています．

■②歯科衛生士
　歯科衛生士は，歯科衛生士学校（2～4年）を卒業後に国家試験に合格して，厚生労働省より歯科衛生士免許を与えられた職種です．
　歯科衛生士の主な仕事は，歯科診療補助・口腔衛生指導・歯科予防処置になります．
　まず，**歯科診療補助**とは，歯科医師の指示のもと，歯科医師の補助を行い，診療をスムーズに行うことができるようします．
　つぎに**口腔衛生指導**とは，来院された患者さんがより健康で健やかに生活していただけるように，お口の健康の向上・維持のためのブラッシングの指導や，食生活習慣の指導をすることです．また，患者さんとより多くお話することで歯科医師とのパイプラインとなり，より患者さんのご意見・要望を治療に取り入れる

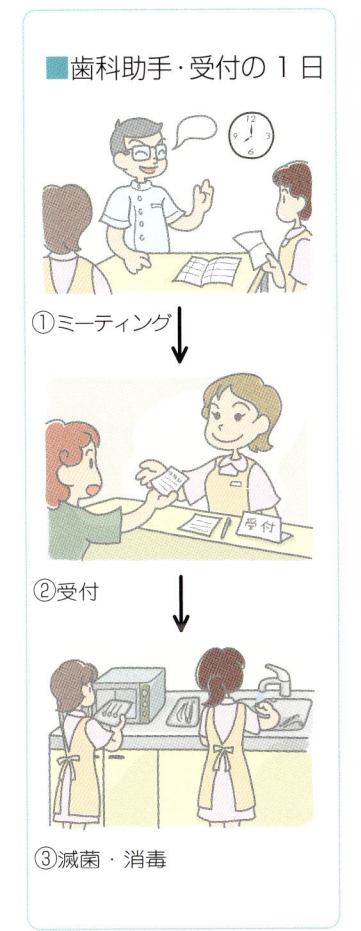

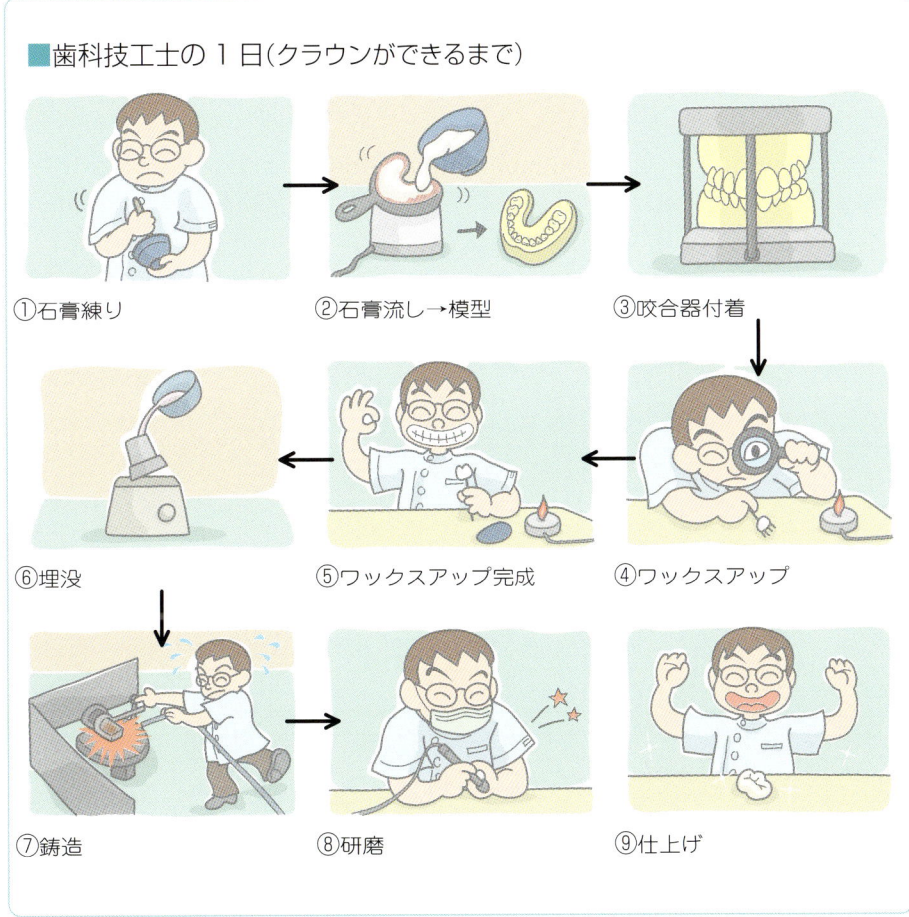

第1章 歯医者さんをもっと知ろう！

■歯科助手・受付の1日

①ミーティング
↓
②受付
↓
③滅菌・消毒

■歯科技工士の1日（クラウンができるまで）

①石膏練り → ②石膏流し→模型 → ③咬合器付着
↓
⑥埋没 ← ⑤ワックスアップ完成 ← ④ワックスアップ
↓
⑦鋳造 → ⑧研磨 → ⑨仕上げ

ことができます．
　最後に**歯科予防処置**は，患者さんがこれ以上むし歯にならないようにフッ化物（フッ素）の塗布を行ったり，歯周病が進行しないように，歯石の除去やPMTC（professional mechanical tooth cleaning：歯のクリーニング）を行ったりすることです．
　大きく分類すると以上になりますが，歯科衛生士はその他にも，診療室内の整備や院長の秘書的業務，受付，事務の仕事など多種多様な仕事を行っています．

■**③歯科助手**
　歯科助手の仕事は主に，器具の滅菌・準備などの診療の介助，受付，診療室内の整備，事務の仕事です．歯科医師や歯科衛生士を助けるよきパートナーです．

■**④受付**
　受付は患者さんの対応にはじまり，会計，カルテ作成，電話応対などを行い，患者さんが気持ちよく来院しやすいよう環境を整えていきます．医院の規模によっては歯科衛生士・歯科助手が受付を兼任しているところもあります．

■**⑤歯科技工士**
　歯科技工士は国家資格です．歯科技工士の仕事は，歯科医師の指示のもとに，クラウン（冠）や義歯（人工歯・入れ歯）の製作，修理，加工を行います．歯科医療の進歩，歯科医師のレベルの向上により，歯科技工士に求められる技術は，より高度なものになり，歯科技工士の役割が大きくなっています．また，技工物の製作には細部にわたる指示が必要になるために，歯科医師との密な連携が必要となります．

診療後も歯科技工士は遅くまでガンバッています．

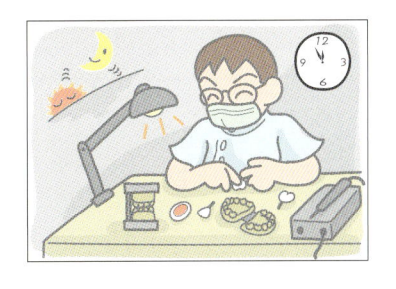

1.3 お口の中を知ろう！

お口の中には，歯と歯を支える組織があります．このコーナーでその名前と場所をおぼえて続きを読めば，理解しやすくなることマチガイなしです．

乳歯のなまえ

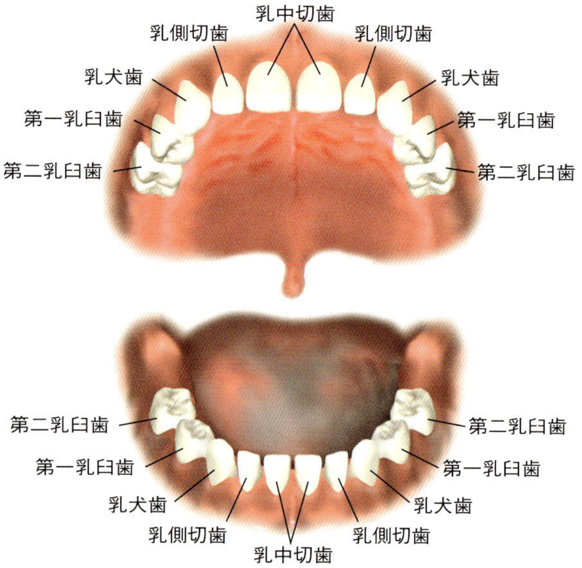

- 乳中切歯
- 乳側切歯
- 乳犬歯
- 第一乳臼歯
- 第二乳臼歯

歯式　右上 EDCBA｜ABCDE 左上
　　　右下 EDCBA｜ABCDE 左下

永久歯のなまえ

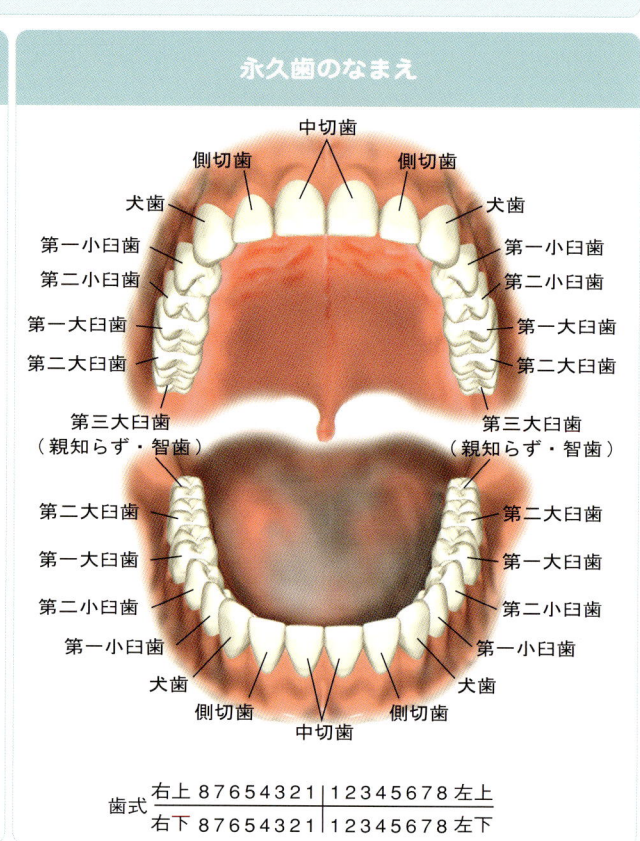

- 中切歯
- 側切歯
- 犬歯
- 第一小臼歯
- 第二小臼歯
- 第一大臼歯
- 第二大臼歯
- 第三大臼歯（親知らず・智歯）

歯式　右上 87654321｜12345678 左上
　　　右下 87654321｜12345678 左下

粘膜のなまえ

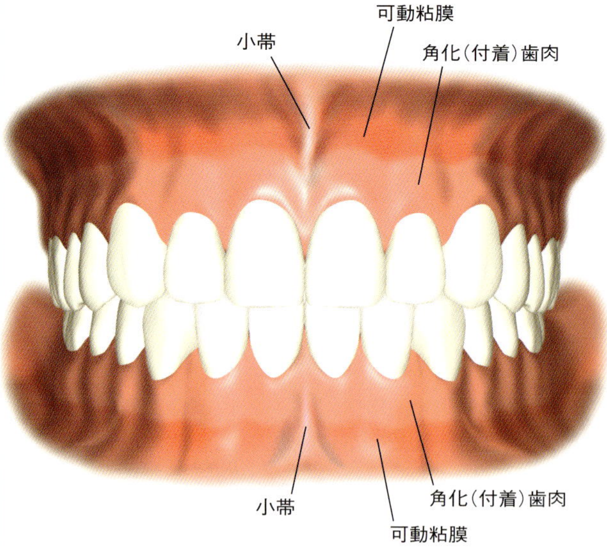

- 小帯
- 可動粘膜
- 角化（付着）歯肉

歯と歯周組織のなまえ

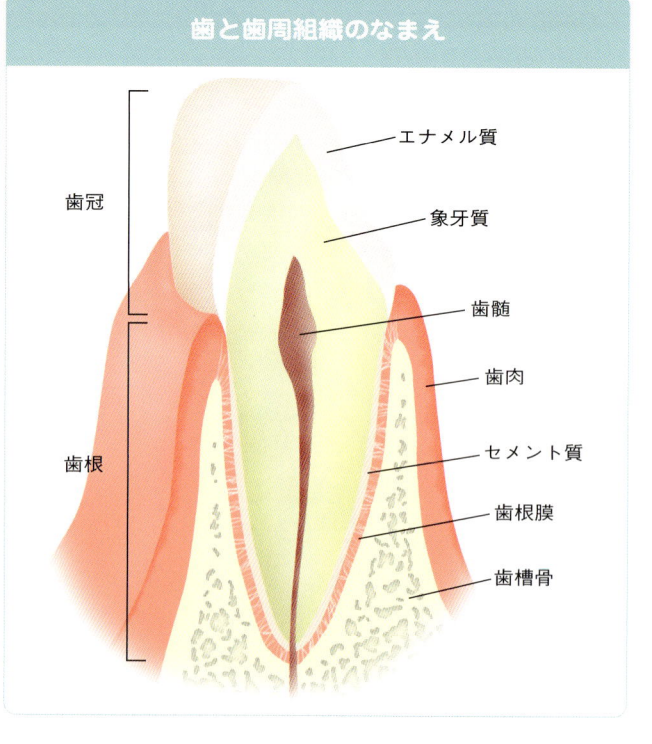

- 歯冠
- 歯根
- エナメル質
- 象牙質
- 歯髄
- 歯肉
- セメント質
- 歯根膜
- 歯槽骨

第1章　歯医者さんをもっと知ろう！

1.4　コラム　近未来の予防（生命科学的アプローチ）

全身疾患のリスク因子ともなるお口のなかの感染症は，むし歯・歯周病の原因菌によって引き起こされます．この原因菌に対して，これまで抗炎症剤，抗生剤などの薬物療法が試みられてきましたが，細菌を殺菌するためには，大量の抗生剤を投与する必要があり，副作用や耐性菌の出現などの問題点が多いのが現状です．これらの発想を転換し，原因菌の遺伝子を組み替えて善玉菌にする**リプレイスメント療法**や原因菌自体を定着できなくする**受動免疫療法**などの研究が始まっています．

むし歯（う蝕）・歯周病予防の戦略

●リプレイスメント療法

リプレイスメント療法とは，悪玉菌を善玉菌と入れ替えて病気を治すという考えかたです．

プラーク（歯垢）はむし歯の原因となり，歯ぐきの炎症を引き起こします．もし，口腔内常在菌（お口のなかにつねにいる菌）を味方にしてプラーク形成を抑制できれば，むし歯は抑制され，歯周病の予防も期待できます．

●受動免疫療法

全身疾患のリスク因子ともなるお口のなかの感染症は，むし歯・歯周病の原因菌によって引き起こされます．受動免疫療法は，抗血清や精製抗体を利用して病原因子を中和する方法で，歯周病原因菌の定着を制御可能なお口の環境にします．実際に医科では毒ヘビにかまれた際の抗血清療法などで応用されています．

●遺伝子診断

現在，ヒトゲノムの発現遺伝子は 3,000 程度あることがわかっています．これらから得られたデータベースをもとに，分子レベルでの病態解明，患者個々の歯周病リスク因子の遺伝子診断がさらに進展すると，生活習慣の指導，ゲノム創薬，遺伝子治療などによるむし歯や歯周病のカスタムメイド医療も可能となります．

イラスト：大塚吉兵衛（日本大学），安孫子宜光（日本大学）・共著『ビジュアル生化学・分子生物学』日本医事新報社・刊より引用・改変

参考文献
安孫子宜光・著「特集［「健康寿命」を延ばす歯周病医療・2 Part3 －生活習慣病としての歯周病対策］：炎症の抑制」the Quintessensce 2003；22(4)：186-190.

ミニ資料1　歯みがきと8020運動

　厚生労働省が昭和32年から6年おきに行っている「歯科疾患実態調査」というものがあります。

　これは，むし歯や歯周病の状態，かみ合わせの状態や歯みがきの状況まで，さまざまなことに関する統計調査で，これを見ると日本人のお口の中のいろいろな状況が見えてきます。

　右の2つの表は，そのなかで，全年齢を通した歯みがきの状況と，歯科医師会などが推進している8020（はちまるにいまる）運動に関して，高齢者の歯がどのくらい残っているかを示した表です。

　国民全体のむし歯や歯周病に対する関心の高まりから，**表1**で示されるように歯をみがかない，または時々しかみがかない人は大きく減少し，それに代わって毎日2回以上みがく人は年々増えつづけて60％以上にも達しています。それに呼応するように，80歳で20本以上の歯をもっている方の割合も平成5年の調査の10.85％から平成11年の15.25％へと大きく伸びてきており，このことは私たち歯科医師にとっても本当に喜ばしいことです。

　食生活の欧米化にともなって，肥満にともなうさまざまな疾患が増えてきていることから，日本食のよさがあらためて見直されています。しかし一方で，先に述べた結果をもってしても，歯みがきへの関心度やそれにともなうお口の中の健康状態に関していえば，まだまだ日本人は欧米の人びとと比べて，遅れをとっているといわざるを得ません。

◆

　欧米人の歯みがきへの関心度が高い1つの理由として，これは筆者の個人的感想なのですが，欧米の人びとの挨拶の手段としてのキスが関係しているのではないでしょうか。欧米の人びとはいろいろな場面で，コミュニケーションの手段として親子で，兄弟で，時には初めてあった人同士でもキスをする習慣があります。したがって，社会生活を送るうえで，爽やかな息，きれいな歯を保つことは欠かせないエチケットの1つとなっています。最近の日本での歯科調査の結果から1日2回以上歯をみがく人の割合が増えていることに，こうした面での欧米化が関係しているとしたら……さらなる8020運動の推進に一役買ってくれるかもしれません。

　いずれにせよ，「しっかりかんでおいしい食事」をいつまでも実現するために，私たち歯科医師は，スタッフすべてをあげて，歯みがきの大切さ，そして気持ちよさをこれからも皆さんにさらに広めていきたいと考えています。

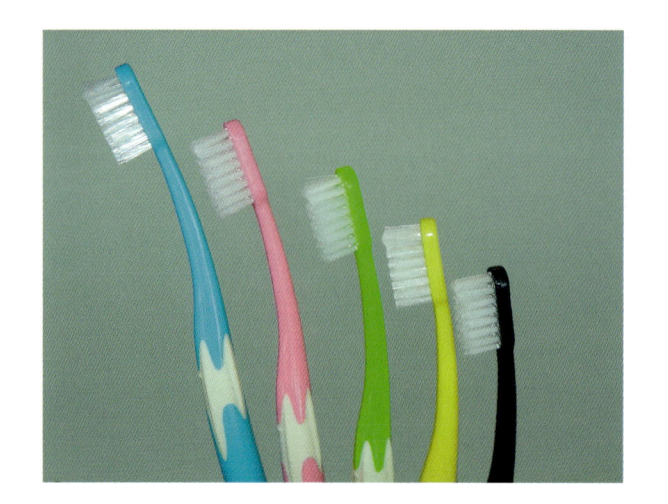

表1　歯ブラシの使用状況の年次推移，回数別（単位：％）．

	みがかない者	時々みがく者	毎日みがく者		
			1回	2回	3回以上
昭和44年	8.12	11.80	62.79	15.11	1.77
昭和50年	4.32	9.16	53.45	24.63	2.62
昭和56年	2.43	7.06	46.40	36.57	7.53
昭和62年	1.25	5.55	38.55	41.66	12.99
平成5年	1.09	3.95	33.32	45.33	16.32
平成11年	1.29	2.55	29.04	48.10	19.02

表2　8020について．

	1人平均現在歯数（本）		20歯以上有する者の割合（％）	
	平成5年	平成11年	平成5年	平成11年
75～79歳	6.72	9.01	10.00	17.50
80～84歳	5.14	7.41	11.70	13.00
80歳（推定値）	5.93	8.21	10.85	15.25

厚生労働省ホームページより抜粋

第 2 章 予診室
バーチャル診療室へようこそ

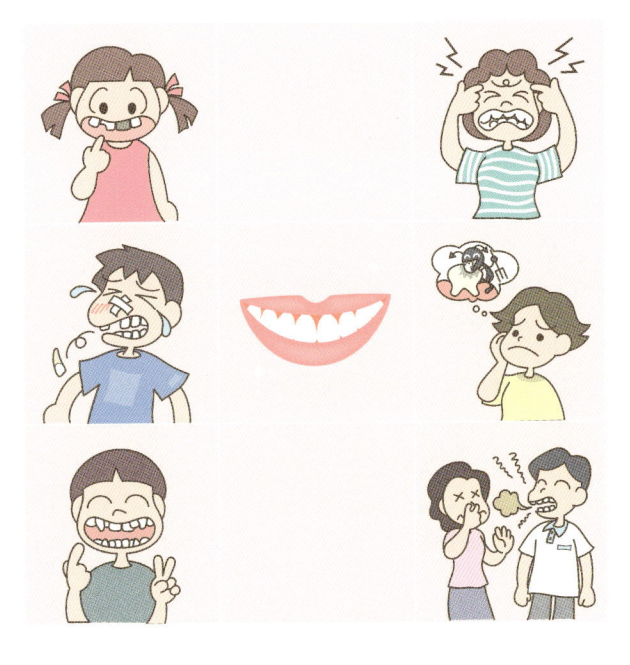

2.1 問診表

> **解説**
> 治療の入り口となる問診はたいへん重要です．いわば治療の申込書です．歯科医院には治療のために知りえた情報を他には漏らさない守秘義務があります．書きにくいことや書きたくないこともあるかとは思いますが，スムーズな診療に移行するには必要な情報ばかりですので，正確なご記入にご協力をお願いします．

受付　　　年　　月　　日　　　　　　　　　　　お答えは○印で囲んでください

問診表

ふりがな		性別	明・大・昭・平　　年　　月　　日生（　　）歳
氏名		男・女	
住所			(自)TEL
勤務先			(勤)TEL
連絡先	こちらから連絡してよい連絡先		メールアドレス

① 当院は初めてですか？
1. はじめて
2. 前に来たことがある（　年　月頃）
3. 最後に歯の治療をしたのはいつですか？
（　年　月頃）

② 当院をどうやって知りましたか？
1. インターネット・HP・雑誌を見て
2. 知人，家族の紹介（　　　　）
3. 家，仕事場が近所だから
4. 通りがかって

③ どうなさいましたか？
1. 歯がいたい
2. 歯ぐきがいたい
3. 入れ歯を入れたい
4. 予防・健診
5. つめもの，差し歯がとれた
6. インプラント相談
7. 歯石をとりたい
8. PMTC（歯のクリーニング）
9. ホワイトニング
10. かみ合わせ相談
11. 矯正相談
12. その他の相談

④ 今の健康状態は？
1. 普通
2. よくない（　　　）
3. 疲れやすい
4. 妊娠中（　か月）

⑤ 今までにかかった病気は？
病名（　　　　　　　　）
心臓，腎臓，肝臓，糖尿，高血圧

⑥ アレルギー，ぜんそく，しっしん，じんましんなどありますか？
1. はい（　　　　　）
2. いいえ

⑦ 歯を抜いたときの異常は？
1. ある（　　　　　）
2. ない

- 緊急の連絡先には予約の変更などで連絡する場合があります．
- 以前の治療の経過や資料を探すのに必要です．
- 投薬や処置の内容にかかわるので正確に．
- 今日いちばんしてほしいこと(困っていること)を選んでください．
- お薬の飲み合わせなどにも関係します．
- 「翌日まで出血が止まらなかった」「痛みが1週間以上続いた」など．

第 2 章　予診室：バーチャル診療室へようこそ

歯科治療による麻酔で貧血などを起こした場合は，その時期も書いてください．

通院可能な期間・回数とも関係します．

⑧麻酔をしたときの異常は？
　1．ある（　　　　　　）
　2．ない

⑨今，他の病院に通院していますか？
　1．はい（　　　　　　）科
　2．いいえ

⑩現在飲んでいるお薬がありますか？
　1．はい
　　お薬の名前（　　　　　　）
　2．いいえ

⑪医師に服用にあたって注意が必要といわれたお薬はありますか？
　1．はい
　　お薬の名前（　　　　　　）
　2．いいえ

⑫タバコは吸いますか？
　1．はい　1日に（　）本・（　）箱くらい
　2．いいえ

⑬この機会に……
　1．悪いところは全部治したい
　2．応急処置だけ希望

⑭診療内容に対するご希望は？
　1．全部保険の範囲内で治してほしい
　2．相談のうえ決めたい

⑮今までの歯科治療でとくに不満・要望はありますか？

できればその病院でもらったお薬の説明書を持参してください．

医院を変わられた場合，その理由なども．

とくに抗生物質（抗菌薬）・鎮痛剤の場合はできるだけ詳しく．

たいへんお疲れ様でした．

たくさんの質問に答えていただきました．ご協力感謝いたします．お知らせくださった資料を十分参考にして，あなたのためにいちばんよい治療をいたす所存です．しばらくお待ちください．

SD8 歯科クリニック
〒○○○-○○○○　○○市○○　○-○-○
TEL.○○○-○○○-○○○○

2.2 気になりませんか!? こんな症状

> **解説**
> あなたのお口の中で，何か気になることはありませんか？　むし歯，歯周病，口元の美しさ，かみ合わせ，歯並び，お口のケガ，具合の悪い入れ歯など，気になりませんか？　ここではあなたの気になることの原因や対処法がすぐにわかるように主な症状を7つあげてみました．この中にあなたの気になるところはありませんか？

① 口元をキレイに!!
→ 3.1　美しい笑顔のための治療室

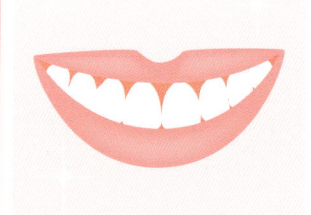

- もっときれいな歯にしたい（☞p25〜27）
- 歯の色が気になる（☞p26）
- 歯ぐきの色が気になる（☞p28）

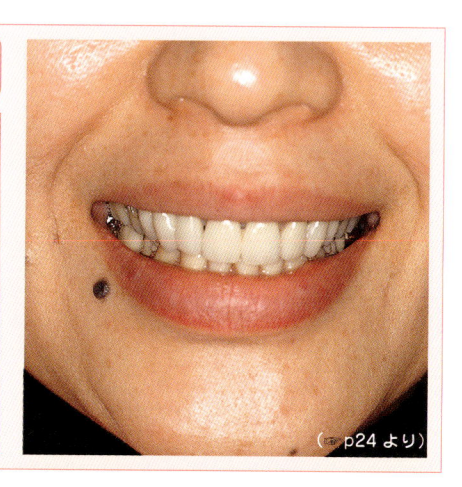

（☞p24 より）

② 歯が欠けたり抜けたりしている!!
→ 3.2　歯がかけたり抜けたりしたときの治療室

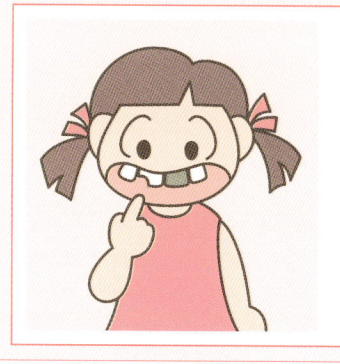

- 歯が欠けた（☞p33）
- むし歯が進行した（☞p59）
- 歯が抜けているので歯をいれたい（☞p34〜40）
- 入れ歯の調子が悪い（☞p36, 37, 40, 41）

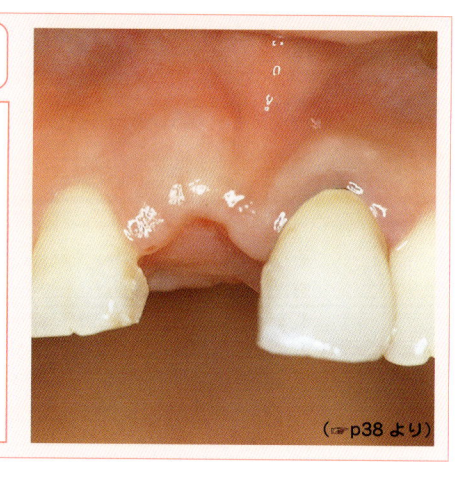

（☞p38 より）

③ かみ合わせが悪い!?
→ 3.3　かみ合わせ治療室

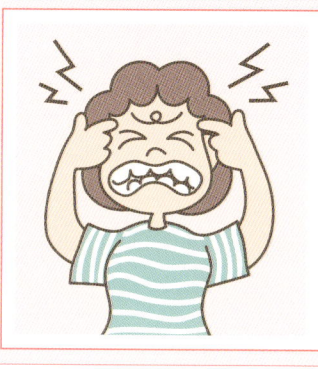

- 歯ぎしりをする，寝ている間にくいしばりをする（☞p46）
- 顎がガクガクし，音がする（☞p45）
- 口が開きにくい，開かない（☞p45）
- 耳鳴りがする（☞p45）
- 肩こりが激しい（☞p45）
- 頭痛がする（☞p45）

顎関節

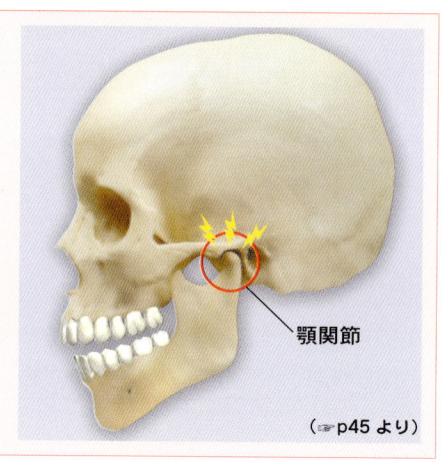

（☞p45 より）

第2章 予診室：バーチャル診療室へようこそ

④お口のけがやお口の病気!?
→ 3.4 けがや口内炎などお口の
さまざまな病気の治療室

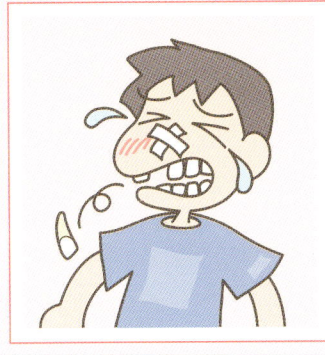

- ぶつかって歯が抜けた（☞p56）
- ぶつけた歯がぐらぐらしている（☞p56）
- 口を切った（☞p56）
- 親知らずが痛い，気になる（☞p52）
- お口の中に何かできものができた（☞p53～55）

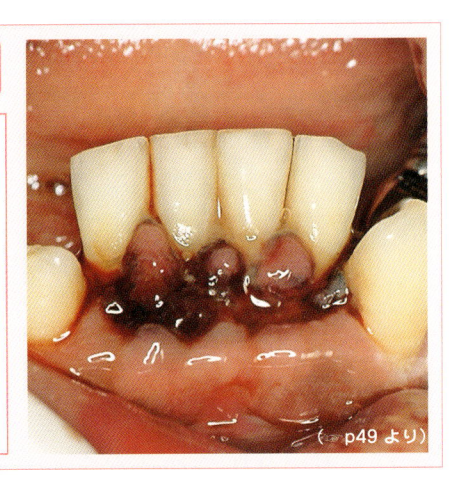

（☞p49 より）

⑤むし歯かな!?
→ 3.5 むし歯の治療室

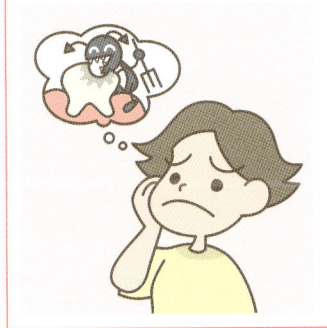

- 詰め物がとれた（☞p59, 60）
- 歯に穴が開いた（☞p59, 60）
- ものがつまる（☞p59, 60）
- 歯の色が変わった（☞p61）
- 歯がズキズキする（☞p58～61）
- 歯がしみる（☞p58～61）
- かむと痛い（☞p58～61）

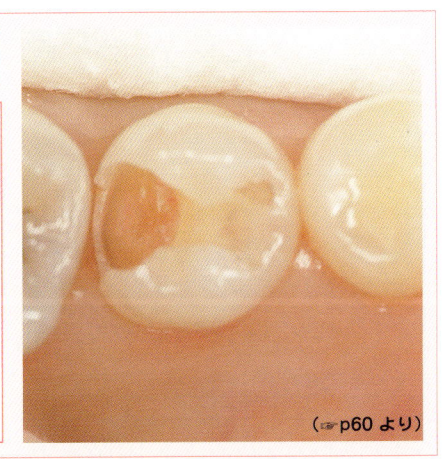

（☞p60 より）

⑥歯周病かな!?
→ 3.6 歯肉の治療室

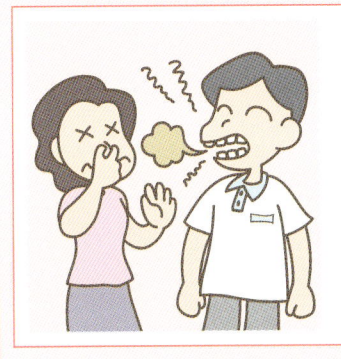

- 歯肉から血が出る（☞p65～67）
- 歯肉が腫れた（☞p65～67）
- 歯がぐらぐらする（☞p67）
- よくかめない（☞p67）
- 歯肉の色が悪い（☞p67）
- 口臭がする（☞p67, 90）
- 歯ぐきが下がって歯が長くなった（☞p69）
- 年をとるにつれ歯並びが悪くなった（☞p66, 67）
- 歯が浮いた感じがする（☞p65～67）
- 歯がしみる（☞p69）

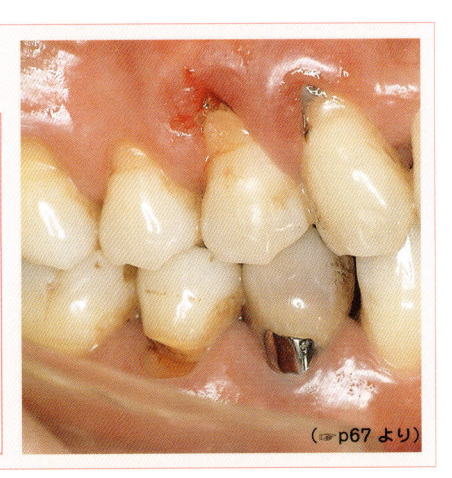

（☞p67 より）

⑦歯並びが悪い!?
→ 3.7 歯並びの治療室

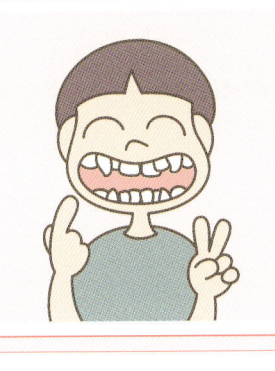

- 歯並びが気になる（☞p71～78）
- 出っ歯が気になる（上あごがでている）（☞p74）
- 受け口が気になる（下あごがでている）（☞p74）
- 前歯が開いて奥歯でしかかんでない（☞p75）
- 部分的に歯並びを治したい（☞p77）

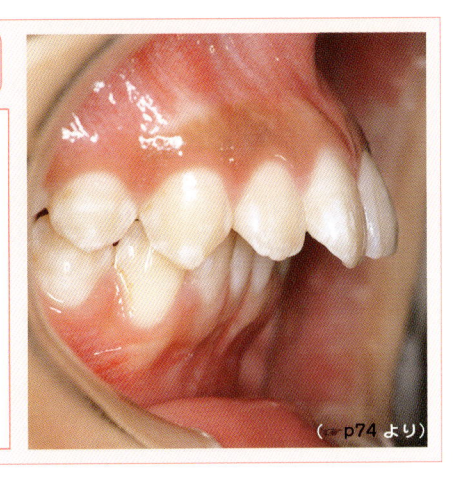

（☞p74 より）

ミニ資料2　日本の歯医者さんの治療費は？

「歯医者に行くと回数かかるし，費用もねー」

たしかに歯の治療をいったん始めると，1・2回では治療が終わらないことも多く，それにかかる治療費もかさんでしまいます．日本の歯科の治療費は世界的に見てどうなのでしょうか？

日本歯科医師会のホームページに記載されている資料（下・参考資料）によれば，たとえば，小さなむし歯1本をコンポジットレジンという白い樹脂材料でつめた場合，米国では9,000〜20,000円，スウェーデンで5,000〜10,000円となっています．日本での治療費約3,000円（3割負担の場合約1,000円）と比べると，高額であることがわかります．また別の資料によれば，根管治療にかかる費用は日本では約6,000円程度なのに比べ，欧米では5〜10倍の治療費がかかるといわれています．全体的にみて，先進諸国のなかにおいては日本の健康保険を利用した歯科治療で，1本の歯にかかる費用はかなり安いといえます．

しかし同時に，日本人のお口の中を見てみると，先進国のなかでは治療を要する歯の本数がとりわけ多く，これが治療期間を長びかせ，治療費がかさむ原因となっています．

◆

むし歯やその他の原因で大きく歯が欠けてしまった場合，その修復にはたくさんのステップ・時間を要します．最終的に目に見える部分であるクラウン（冠）を気持ちよく長持ちさせるためには，目に見えにくい部分での歯周病の治療や歯根の治療に時間と手間をじっくりとかける地道な作業が欠かせないことをぜひ知っておいてください．そしてその見えない部分への努力こそしっかり評価してほしい，と私たち歯科医師が日頃感じていることも……．

◆

いずれにせよ，むし歯や歯周病は，基本的には自然治癒することがありません．治療する歯の本数が増えるほど期間や費用の面での患者さんの負担は増えてしまいますから，定期的にお口の中をチェックして，必要な処置は早めに行うことが肝心です．

そして，こうしたこまめなチェックをすることにより，結果的には歯科医院に通う期間も費用も節約されることになります．

参考資料　各国の歯科治療費（日本歯科医師会ホームページより一部抜粋・改変）．

	米国	スウェーデン ※19歳以下の歯科治療，予防処置は原則として無料	スイス	日本 ※保険治療分，患者負担は負担割りに応じる
初診料	3,000〜9,000円	—	—	約1,800円
エックス線 （レントゲン）写真	9,000〜20,000円（口全体） 9,000〜15,000円（パノラマ式）	約300円（デンタル） 約4,000円（パノラマ）		約500円（デンタル） 約3,000円（パノラマ）
歯面清掃 （一口腔単位）	—	約6,000円	—	—
抜歯	—	約5,000円	—	約1,200〜10,000円
根管治療と根管充填 （歯の根の治療）	—	20,000〜40,000円	約40,000〜80,000円	約3,000〜7,000円
充填処置	9,000〜17,000円（アマルガム） 9,000〜20,000円（コンポジットレジン）	5,000〜10,000円（コンポジットレジン）	9,000〜17,000円（アマルガム） 9,000〜20,000円（コンポジットレジン）	約3,000円
インレー，アンレー	52,000〜85,000円	25,000〜42,000円	—	約4,000〜6,000円
クラウン	65,000〜130,000円	42,000円	70,000〜80,000円	約9,000円
金属焼付ポーセレン （陶材の白い歯）	65,000〜130,000円	—	120,000〜130,000円	（自費治療）
ブリッジ	65,000〜130,000円 （1歯あたり）	—	—	27,000円〜
部分入れ歯	90,000〜120,000円	30,000〜50,000円 75,000〜90,000円（金属床）	—	約9,000円
総入れ歯	130,000〜200,000円（上または下）	約55,000円〜	約270,000円（上または下）	30,000円

＊スウェーデンでは，診査料約5,000円，無歯顎診査約2,500円．

第3章 治療室

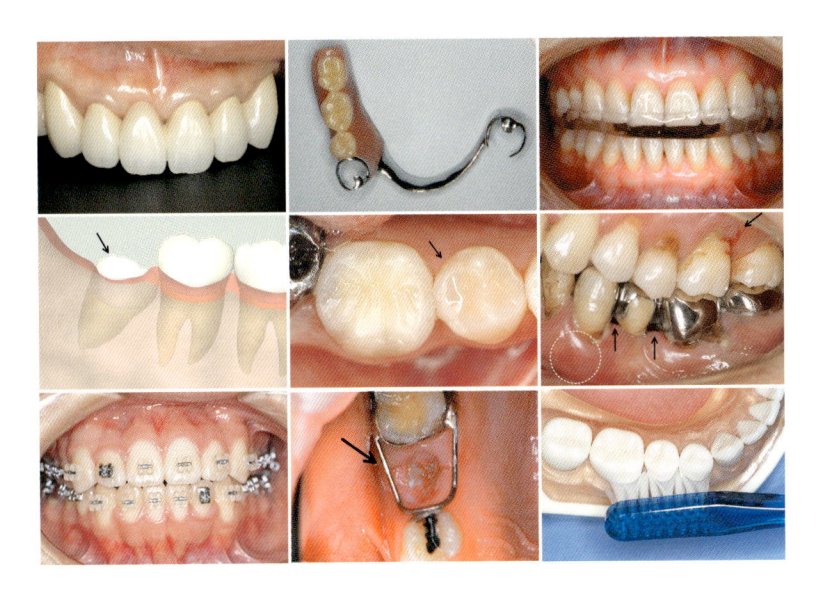

3.1 美しい笑顔のための治療室（審美歯科治療室）

治療前 かみ合わせが悪く顎が痛くて笑えない

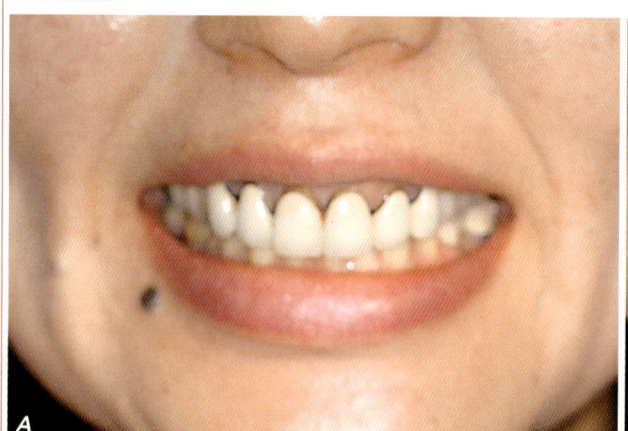

治療後 かみ合わせ全体を治療

A / B

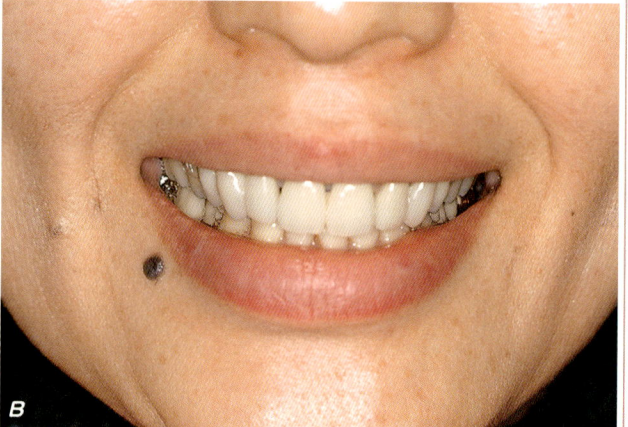

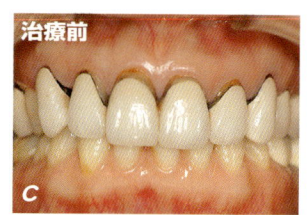

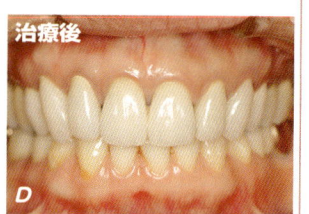

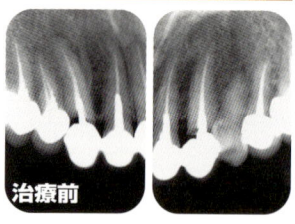

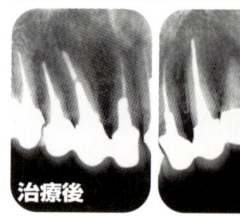

解説

治療前：患者さんはかみ合わせが悪く顎が痛くて笑えませんでした．

治療後：かみ合わせ全体を治療しました．治療後は歯もきれいになり，美しい笑顔になっています．

C，Dはお口の中のようすです．もちろん，この治療には専門的な診断・技術が必要です．また，見えないところの治療もしっかりと行うことが大事です（感染根管治療，むし歯の再発の処置を行いました）．

治療前 / 治療後（C, D）

治療前 / 治療後（X線写真）

　明眸皓歯（めいぼうこうし）という言葉があります．人と人とのコミュニケーションツールとしての歯は，昔から重要な要素として広く認識されてきました．そして，最近，歯の形や色をよくしたり，とくに美しさに配慮した歯科治療のことを**審美歯科治療**とよんでいます．これは，1990年代にロサンゼルスの歯科医師から起こり，世界的なブームになっていきました．**審美**という耳慣れない言葉は，「esthetics：エステティックス」の翻訳で，「美容（cosmetics：コスメティックス）」と一線を画すという意図で使われているようです．

　具体的には歯ぐきの黒ずみをとったり（**メラニン除去**），歯を削らずに漂白して白くする（**ホワイトニング**）といった簡単な処置から，**ラミネートベニア**，**セラミッククラウン**といったかぶせ物，そして全体的なかみ合わせを治療して，失ったきれいな笑顔を取り戻す治療までとさまざまです．審美歯科治療は何も特別な治療ではなく，歯科治療でも1ランク上の質の高い治療の1つだといえます．なぜなら，美しさとはたいへん文化的・社会的な感覚であり，また，その基準は患者さんの世代・感覚や生活背景によって異なるものだからです．そのため，まず患者さんの希望を十分に聞き，歯科医師の専門的な判断を加味して治療計画を立案します．そして，さまざまな要素について患者さんといっしょに考えながら，患者さん個々にあった美しさを引き出す治療を心がけています．

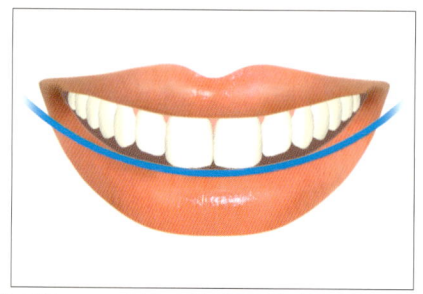

Goldstein RE・著「Change Your Smile」Quintessence社（シカゴ）・刊より引用・改変

3.1.1 ラミネートベニア

治療前 前歯のつめものの変色が気になります

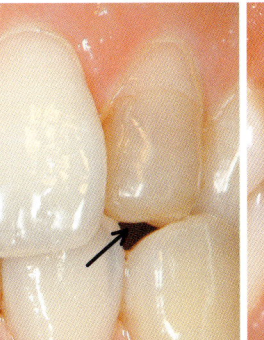

治療後 ラミネートベニアで治療しました

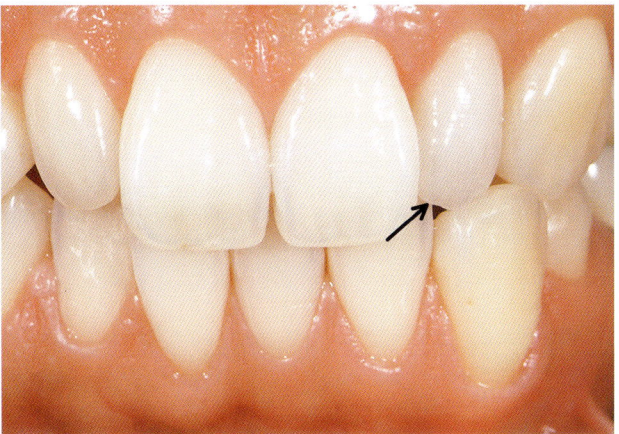

解説

歯の表面の硬い部分を一層削り，そこにセラミックの薄いシェルをはりつける治療法です．付け爪をイメージしてもらえるといいかもしれません．主に前歯の広範囲のむし歯，変色した歯を白くする場合の治療法です．また，歯と歯の間に隙間がある場合や，極端に変形した歯にはりつけることによって自然な歯並びに回復することができます．

メリット
- ○：歯を削る量が少ない
- ○：歯ぐきへのダメージが少ない
- ○：1度に多くの前歯を治療するのに効果的

デメリット
- ×：かみ合わせの関係で治療できない場合もある
- ×：破折，破損の可能性もある
- ×：細かい色調の調整は困難
- ×：重度の変色歯（テトラサイクリン（薬物）の着色など）の改善には限界がある

●治療を受ける際のワンポイントアドバイス

歯とセラミックを強力に接着するセメントの開発により歯の切削量が最少限となり，歯に対するダメージが少なくてすみます．しかし，薄い貝がら状の型のために色の再現には限界があり，適応とならない場合もあります．主治医の先生と相談のうえ治療法を選択してください．

適応症
- ▼広範囲のむし歯がある場合
- ▼着色歯がある場合
- ▼歯の形に問題がある場合

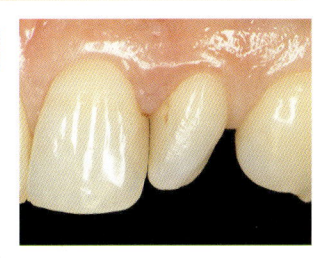

≫≫≫治療のステップ≫≫≫

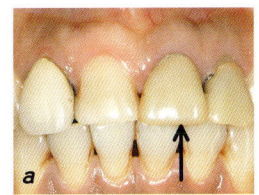

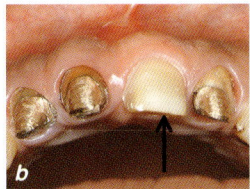

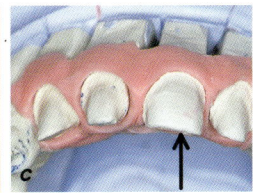

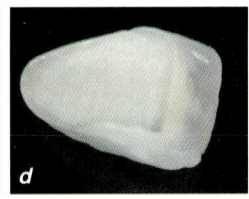

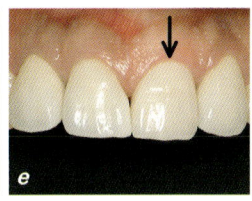

図 a〜e　**a**：患者さんは前歯4本の審美的改善を求めて来院されました．左上の前歯（矢印）は天然歯，他の3本はすでに治療されていました．**b**：左上前歯はラミネートベニアで他の3本はセラミッククラウンで治療することにしました．**c**：歯を削った状態ではセラミッククラウンに比べてラミネートベニアは削除量が少ないことがわかります．**d**：ラミネートベニアは薄いために技工操作も繊細な技術が要求されます．**e**：治療後の状態です．矢印の前歯はラミネートベニアで治療したので，神経をとらずにすみました．

3.1.2 ホワイトニング（漂白）

治療前 できれば歯を削らずに歯全体を白くしたい

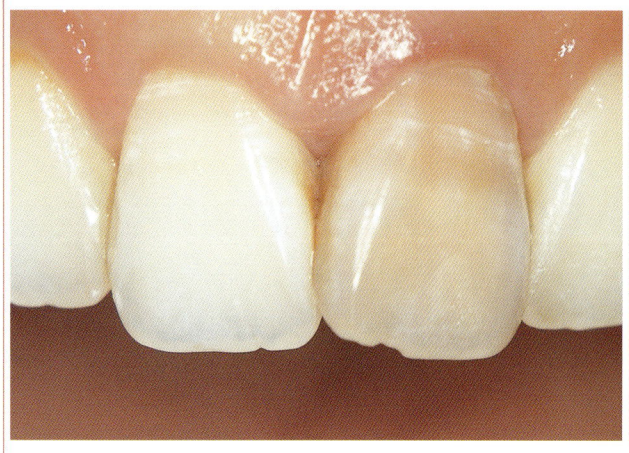

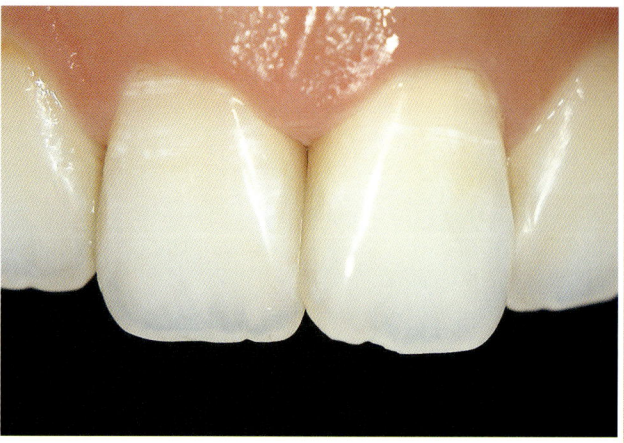

治療後 オフィスホワイトニングにて歯を削らずに白くしました

解説

最近とくに関心が高い治療法です．以前テレビCMでも「芸能人は歯が命」というキャッチフレーズが流れ，白い歯に対する関心は一気に高まりました．治療法は，大きく分けて**オフィスホワイトニング**と**ホームホワイトニング**の2種類の術式があります．オフィスホワイトニングは歯科医院で漂白剤を塗布して，光やレーザーを照射して漂白をするものです．ホームホワイトニングは，患者さんがホワイトニング専用トレーに漂白剤を盛って家庭で行うものです．

メリット
- ○：歯を削らないで白くできる
- ○：術式が簡単で安全である
- ○：治療費が比較的安価である

デメリット
- ×：口のなかにトレーを装着しないといけない
- ×：白くする程度に限界がある
- ×：将来着色する可能性がある
- ×：治療中一時的に歯がしみることがある
- ×：個々の歯に対しての色の調整が困難
- ×：むし歯がある場合は困難

●治療を受ける際のワンポイントアドバイス

ホワイトニングの最大の特徴は歯を削らずに白い歯を手に入れることです．しかし，白くすることに限界があることはあらかじめ知っておかなければいけません．また，将来着色する可能性もあります．いずれにしても手軽に「白い歯＝健康美」を手に入れる画期的な治療法であるといえます．

適応症

▼ 全体的に歯を白くしたい場合
▼ 薬物による歯の着色（軽度の場合）

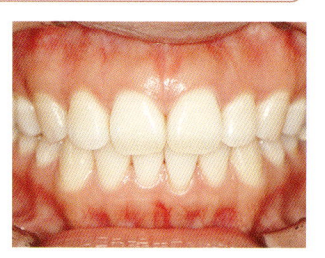

»»» 治療のステップ（ホームホワイトニングの場合）»»»

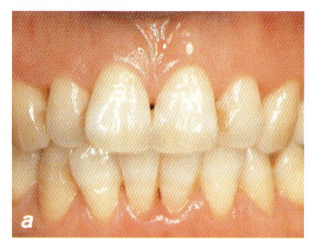

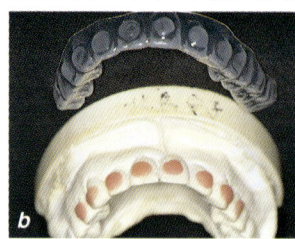

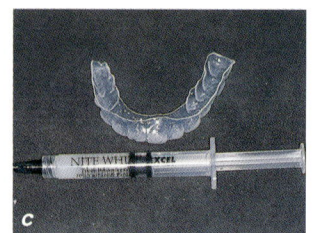

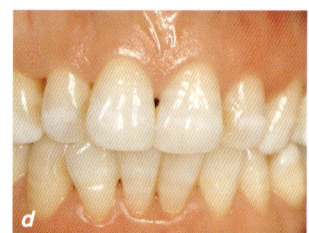

図a～d *a*：術前．PMTCなどを行って歯ぐきを清掃しておきます．*b*：型をとり，ホワイトニング専用トレーを製作します．*c*：専用トレーに漂白剤を盛って家庭で使用します．適宜，歯科医院でチェックを受けます．*d*：術後．歯を削らずに全体的に白さが増しました．

第3章　治療室

3.1.3 セラミッククラウン

治療前 前歯の被せものが気になります

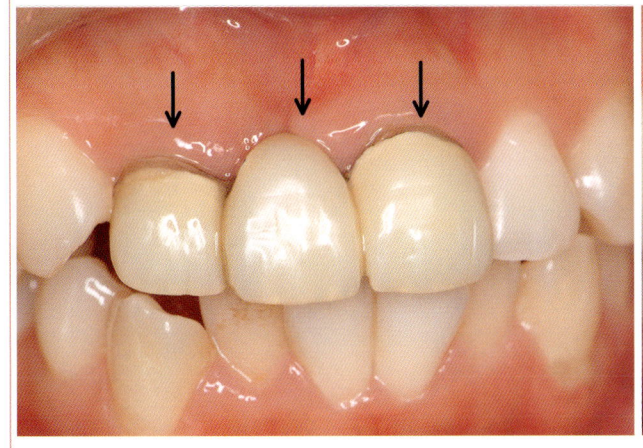

治療後 セラミックブリッジで自然観のある形態に改善

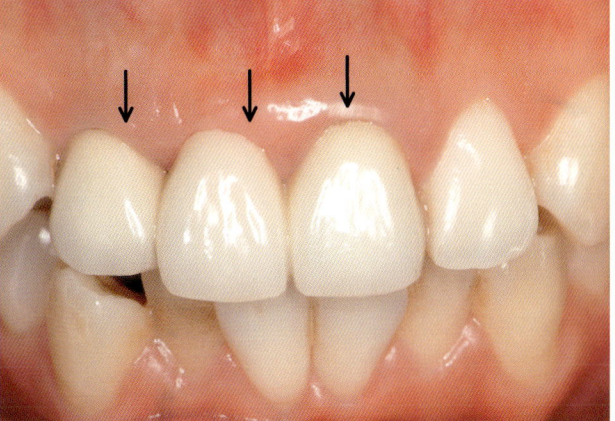

解説

セラミック治療には大きくわけて，**インレー**，**ラミネート**，**クラウン**の3種類があります．これらのうち，**セラミッククラウン**は歯全体をセラミックですっぽりと包む治療法です．セラミッククラウンには，内面を金属で補強したものと，内面もセラミックだけのものがあります（☞p43）．

メリット	○：自然感のある治療が可能 ○：前歯のみならず奥歯にも使用できる ○：ブリッジにも利用できる
デメリット	×：歯の切削量が多い ×：保険治療の適応外である ×：一部分が，欠けたり割れたりすることがある

●治療を受ける際のワンポイントアドバイス

セラミックは審美歯科の代表的な治療法です．強度もあり，ブリッジにも使用できます．また，微妙な色調をあわせることができ，1本から数本までの幅広い治療に応用できます．前歯だけでなく奥歯にも使用可能です．プラスチックに比べてほとんど変色せず，すり減りも少なく，生体親和性にすぐれています．しかし被せもののために，ある程度の歯の切削が必要となり，ときには神経を抜く処置が必要な場合もあります．

適応症

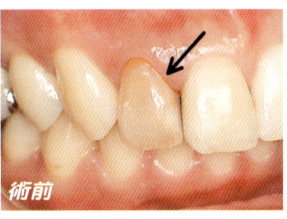

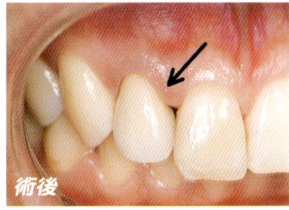

術前 *術後*

▼審美性が要求されるすべてのクラウンに使用できます．

≫≫≫治療のステップ≫≫≫

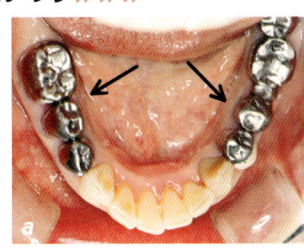

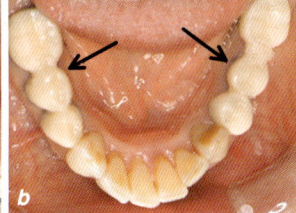

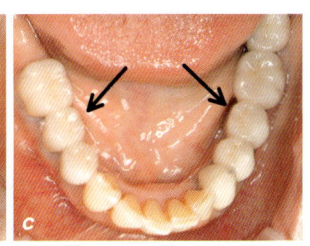

図 a～d　**a**：臼歯の金属が目立ちます．**b**：プロビジョナルレストレーション（暫間補綴物）を入れて歯周治療，歯根の治療，土台など，歯の周りの環境を整えます．**c**：その後，型をとりセラミッククラウンを装着します．

3.1 美しい笑顔のための治療室

3.1.4 歯肉の着色の改善（歯肉の色を治す）

治療前 メラニン色素の着色

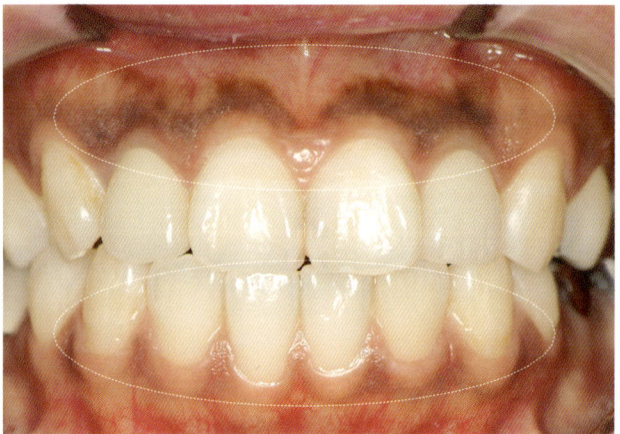

治療後 きれいなピンク色の歯肉

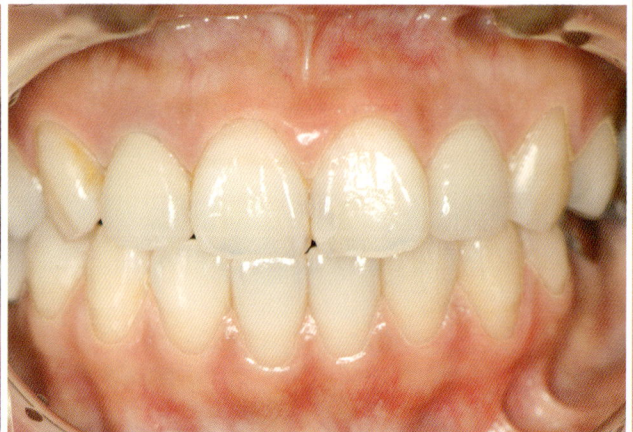

解説

笑ったときに見える美しい歯肉，健康的ですね．しかし，人によっては歯肉が黒ずんで見える方もいます．その原因として大きく分けて
①煙草などの嗜好品による粘膜の着色
②メラニン色素の粘膜の沈着による着色
③金属を入れたクラウンなどの周りにできる限局的な黒ずみ
の3つが考えられます．

メラニン色素除去	○：比較的簡単な処置でできる ○：短期間で改善でき，痛みも少ない ×：年月が経つと再度色素が沈着することもある
金属による歯肉着色除去	○：歯肉の黒ずみがとれ歯肉が明るい色になる ×：金属と歯肉のそれぞれに処置が必要となる ×：比較的手間がかかる（場合によっては小手術が必要となる）

● **治療を受ける際のワンポイントアドバイス**

①の嗜好品による着色は，摂取をやめるととれる場合があります．②のメラニン色素の着色も簡単な治療できれいなピンク色の歯肉にできます．③のかぶせものの周りにできる着色は，金属のサビや金属イオンの溶出が主な原因です．メラニン色素はお口の中の粘膜全体に沈着しますが，金属による歯肉着色はかぶせものの周りに限局して現れます．メラニン色素の除去に比べると，技術的に難しく手間もかかります．

適応症

▼歯肉全体の着色か，部分的な着色かで，処置が異なります

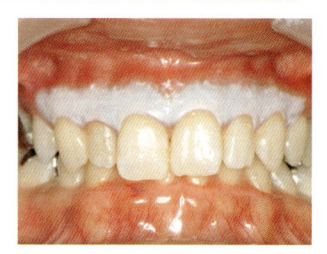

上写真は歯肉に薬液を塗布してメラニン色素の除去をしているところ．

>>>>治療のステップ>>>>

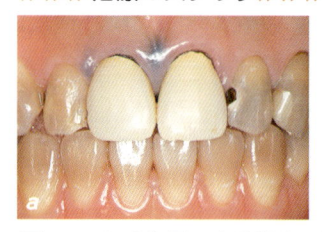

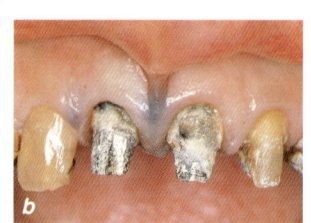

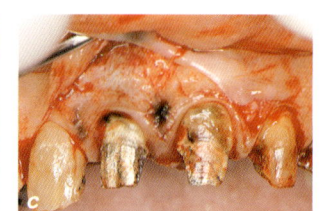

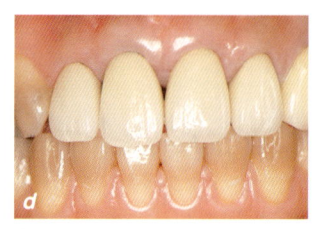

図a〜d ［金属による歯肉の着色除去］ **a**：治療後の前歯の回りの歯肉に黒っぽい歯肉の着色が見られます．**b**：クラウンを除去してみました．土台の金属イオンの溶出による歯肉の着色です．**c**：この場合は外科的に切除する必要があります．**d**：歯肉が治癒してセラミックの再治療を行いました．

3.1.5 コラム 審美歯科治療を成功させるために

　審美歯科治療に限らず，よりよい治療を行うためには歯医者さんと患者さんの信頼関係が不可欠です．治療途中で患者さんがわからないことは，遠慮せずに質問してください．お互いが納得して治療を進めることが重要になります．

　下のケースで，前歯が1本ない患者さんで，セラミックによる再治療を希望されています．この場合，治療期間中のかみ合わせ，歯の形の改善に，治療用仮歯の使用が必要です．治療用仮歯を調整しながら，歯周治療，むし歯の処置，そして歯と歯の周りの環境整備を行います．その後，印象(型取り)を行います．

　ここからが歯科技工士の登場です．印象より模型をつくります．歯科技工士と連携をとって口の中の状態と模型の誤差を調整したり，枠組みとなる金属と口の中の歯の適合状態を実際に確認します．その後にセラミックを築盛して，患者さんを交えて歯の形，色などを確認します．

　患者さんの了解を得て，最終的に完成します．

≫≫≫前歯が1本ない≫≫≫

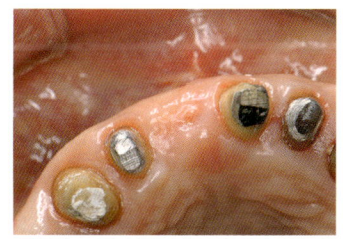

図 a 初診時．患者さんは前歯が1本ありません．

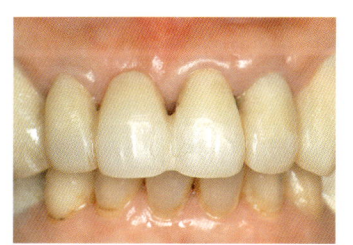

図 b 治療期間が長期に及ぶために治療用の仮歯を用います．

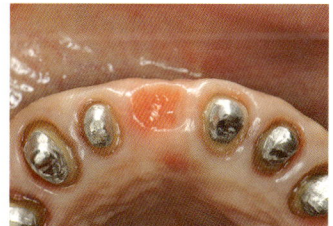

図 c 歯周治療・むし歯の処置・歯と歯の周りの環境整備が終わった状態．

≫≫≫印象〜技工操作≫≫≫

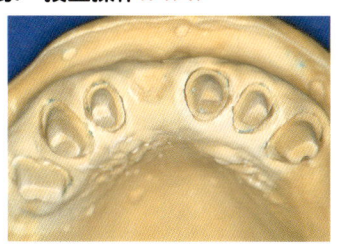

図 d 印象(お口の中の型)をとって模型をつくります．

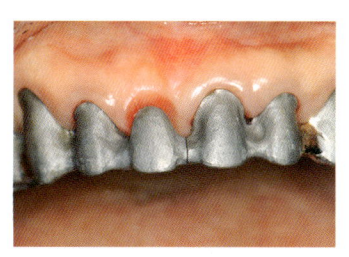

図 e 枠組みとなる金属とお口の中の歯の適合状態を確認します．

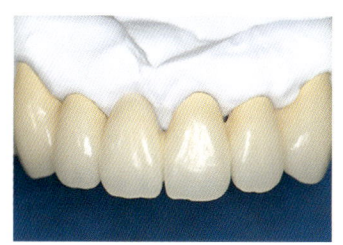

図 f 模型で歯の色・形などを確認します．

≫≫≫治療終了≫≫≫

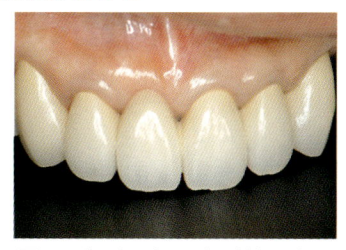

図 g 歯科医師・歯科技工士・患者さんの連携によって完成したセラミックブリッジ．

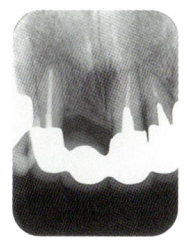

図 h 治療前のエックス線写真です．

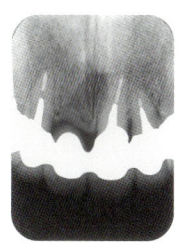

図 i 治療後のエックス線写真です．

3.1 美しい笑顔のための治療室

3.1.6 コラム 最新の審美歯科 ～こんな審美もあります

　チャーミングな笑顔からこぼれる美しい白い歯，魅力的ですね．最近は治療した歯をいかに自然感にあふれるものにできるかが注目されています．その1つの治療法として，オールセラミックスがあります．従来のセラミッククラウンは削った歯を包む金属の薄いクラウンの上にセラミックスを築盛していました．オールセラミックスは金属を使用せず，すべてをセラミックスで製作します（図a）．

　オールセラミックスは，従来に比べてセラミックスの厚みがとれるために，さらにより細かい色の調整が可能になりました．また透明度も増すために色調が明るくみえ，より自然感のある補綴物が製作できます．しかし，あまりにも透明度が高いために金属の土台（メタルコア）の色まで透けて見える場合もあり，土台は金属でなく白いセラミックスかレジンで製作するときもあります（図b, c）．

　また，現時点では強度の問題から1本の歯の治療が対象で，多くの歯をつないで固定する場合やブリッジでの治療には不安が残ります．近い将来さらなる材料の改良・技術の進歩が期待されます（図d）．

　ところで，審美歯科治療はただ白い歯をつくる治療だと誤解されがちです．審美歯科治療を行ううえでは，もちろんかみ合わせなどを考えて矯正治療や他の基本的な治療を組み合わせて行うことも少なくなく，基本がしっかりできていないとできない総合的な治療ともいえます（参考症例）．

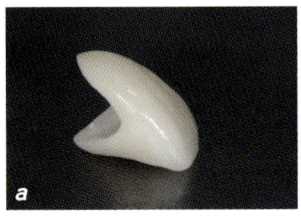

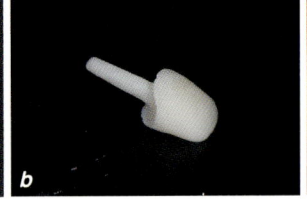

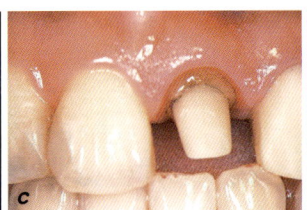

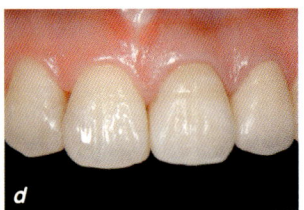

>>>> **参考症例：ラミネートベニア治療のステップ** >>>>

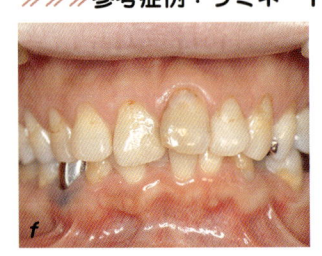

図f 前歯の歯並びと変色が気になるとのこと．1本の歯に詰めものを数か所され，そこが変色していました．

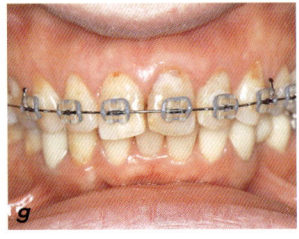

図g 歯肉の状態を整えながら，歯列矯正を開始します．

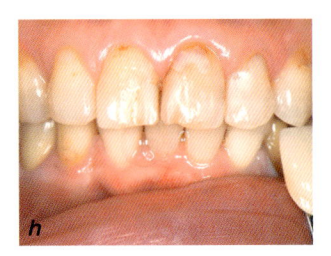

図h 矯正治療が終わった状態．歯肉の状態も改善しています．

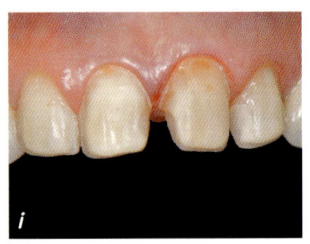

図i 歯を削った状態．その後，変色の治療はむし歯も小さかったため，ラミネートベニア法を適応します．最小限度の侵襲で最大の効果を狙います．

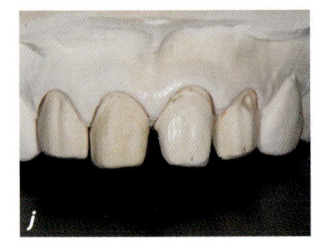

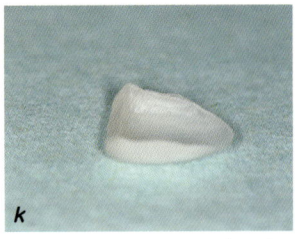

図j 型をとり，模型上で製作していきます．

図k, l 完成したラミネートベニア．

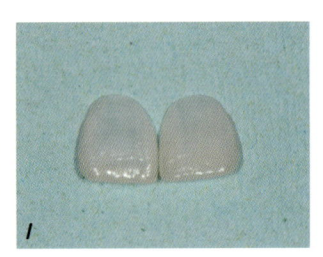

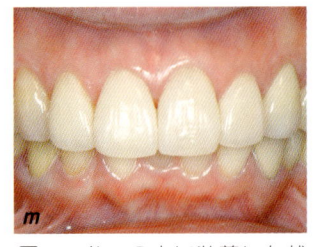

図m お口の中に装着した状態．

3.1.7 コラム 保険治療と自費治療

　歯科治療には，**保険治療**と**自費治療**という2つの治療法があります．

　保険治療は，国民皆保険制度によって歯科治療を受けた場合に治療費の一部を公的保険で補助を行うものです．そのため，患者さんの自己負担は少なくてすみます．しかし，一定の範囲内で行われる治療のために，治療法，技術，使用できる材料には制限があり，機能回復の範囲もおのずから限界があります．

　一方，**自費治療**は患者さんが治療費を自己負担で行う治療です．医療全般と同様に，歯科の材料・技術も確実に進歩しています．しかし，その新しい治療法は保険治療の範囲を超えるものが多いのです．いわば自費治療は，保険の枠にとらわれず，新しい技術と材料を患者さんの希望にあわせて行うことができる質の高い治療法の1つともいえます．

　たとえば体に害の少ない材料，快適な機能性や外観の美しさを求める治療法や，最近話題の再生療法などが自費治療に当てはまります．しかし，保険治療に比べて高額な治療費になる場合が多いようです．

　質の高い歯科治療を患者さんに提供するためには，材料費，人件費，歯科医師の継続的な研修の必要性など，それ相応の費用と時間がかかります．それが，保険治療に比べて自費治療の治療費がかかる一因でもあります．その点は今後の解決課題だと考えています．

　いずれにしても，歯の治療方法は保険内でできることとできないことがあります．そのため，患者さんが自分で受ける治療のメリット・デメリットの説明を十分に受け，納得したうえで保険治療・自費治療のいずれかを選択する必要があります．また，どんなによい治療をされたとしても，治療後のケアが治療効果を持続させるためには必要であることはいうまでもありません．

保険治療のメリット	○：自己負担が少ない
保険治療のデメリット	×：治療法，技術，使用できる材料に制限がある
自費治療のメリット	○：体に害が少ない材料を使用できる ○：快適な機能性を得られる ○：外観の美しさを求められる ○：再生療法など高度な医療を受けられる
自費治療のデメリット	×：費用が自己負担 ×：保険治療に比べ高額

保険が適応されない治療法の例
- インプラント(☞p38, 39)
- 再生療法(☞p69)
- セラミックやゴールドによる治療(☞p27)
- 特殊な技術が必要な義歯(☞p41)
- 審美性の改善が目的の治療(ラミネートベニア，ホワイトニングなど　☞p25〜27)
- 歯列矯正(☞3.7　歯並びの治療室)

3.2 歯が欠けたり抜けたりしたときの治療室（機能回復治療室）

治療前 前歯が欠けてしまった

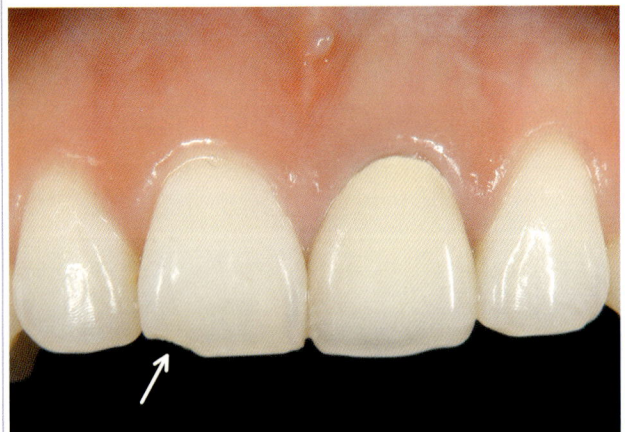

治療後 欠けたところを修復しました

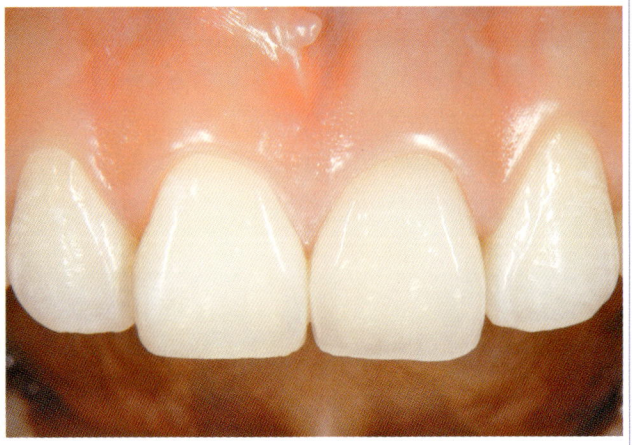

解説

歯が欠けたり抜けたりしたときには，何らかの方法で元のように審美性や機能性を回復しなければなりません．そのままにしておくと，当然見た目も悪くなります．それよりも，歯並びが悪くなったり，そのことによりかみ合わせが狂って顎関節症などを引き起こしてしまうことのほうが深刻な問題となります．早期に治療をすることが時間と費用の節約につながります．

　思わぬ事故で歯が欠けてしまった場合，その程度によって治療方法はまったく変わってきます．軽度の破折であれば短時間のうちにきれいに修復することが可能です．しかし，その歯が受けたダメージは必ずしも肉眼で見えるところだけとは限りません．エックス線（レントゲン）診査などで，見えない部分にもひびなどが入っていないか慎重に調べる必要があります．またそのときには異常が見あたらなくても，数か月後に歯髄（歯の中にある神経）が死んでしまって歯の色が変わってきたり歯肉が腫れたりすることもあるので，その後の注意深い観察も怠らないようにしましょう．

　事故・むし歯・歯周病などが原因で残念ながら抜歯せざるをえなかったとき，そのときのお口の中の状態によって，あなたは**自家歯牙移植**，**ブリッジ**，**義歯**，**インプラント**などの治療方法のなかから自分にあった治療方法を選択しなくてはなりません．そのためには，それぞれの治療方法のメリット・デメリットと，治療にかかる時間と費用などを正しく理解することが，快適に治療を受けるうえで必要不可欠です．

　あまりよくわからなくてもあきらめずに，しっかりと理解できるまで担当医と話し合いましょう．

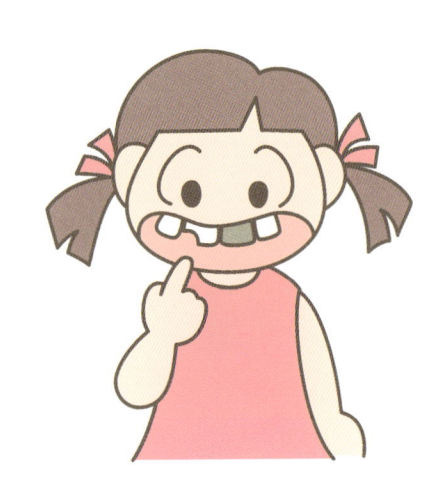

3.2.1 歯が欠けて冠を被せる（クラウン）

治療前 元の歯を土台にします

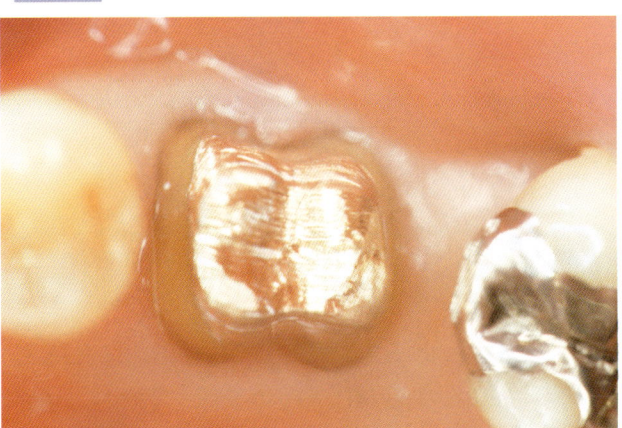

治療後 きれいなかぶせ物が入りました

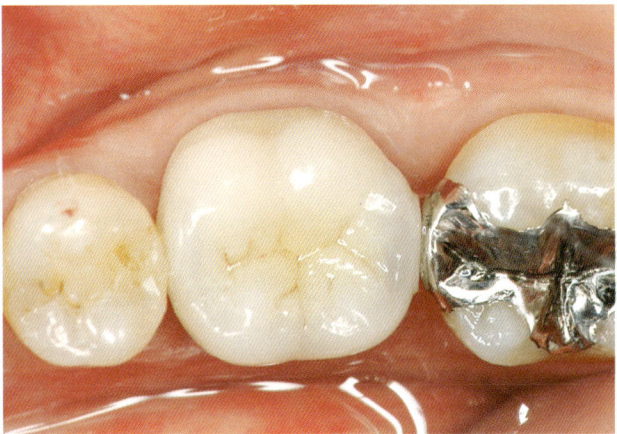

解説

むし歯などによって失われた歯の量が多い場合には，歯全体をおおって（クラウン），歯の形態と機能を回復させます．クラウンの材料としては金属，セラミック（陶材），レジン（硬いプラスチック材）などがあります．**クラウン**とは1本の歯全体をいずれかの材料でかぶせる人工歯のことです．

メリット
- ○：歯全体の形態を修正することができる
- ○：良好な審美性を獲得しやすい
- ○：歯にかかる咬合力（かむ力）を分散できる

デメリット
- ×：歯を削る量が多い
- ×：歯肉が退縮すると，歯との境目からむし歯になりやすい
- ×：経年的な摩耗度が天然歯と違う

●治療を受ける際のワンポイントアドバイス

歯全体を人工の材料でおおってしまうので，自分の歯でないように錯覚してしまいがちです．しかし，土台となっているのは自分の歯ですから，手入れが悪ければむし歯にも歯周病にもなってしまいます．

適応症

- ▼歯冠の大部分がむし歯になっている場合
- ▼神経を取る処置を行った場合
- ▼歯全体の形態を修正する必要ができた場合

≫≫≫治療のステップ≫≫≫

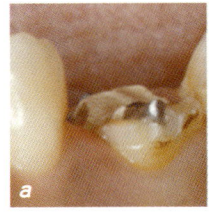

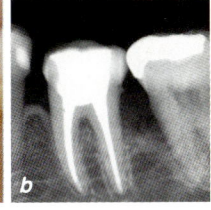

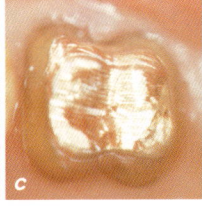

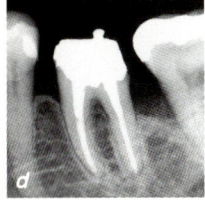

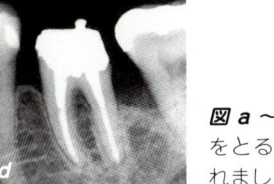

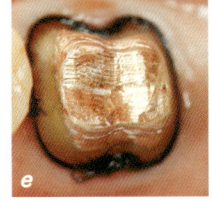

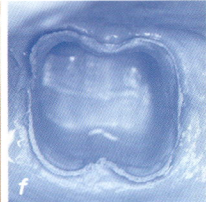

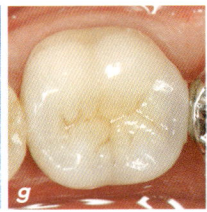

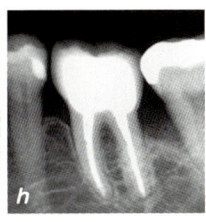

図 a～h　a, b：むし歯が大きくて歯髄をとることにしました．c, d：土台を入れました．

e：型どりが正確に行えるよう歯と歯肉の間に糸を入れます．f：印象（型）をとりました．g, h：装着の状態．歯とクラウンがスムーズにすき間なく接着していることが大切です．

3.2.2 固定式入れ歯（ブリッジ）

治療前 中間の歯がありません

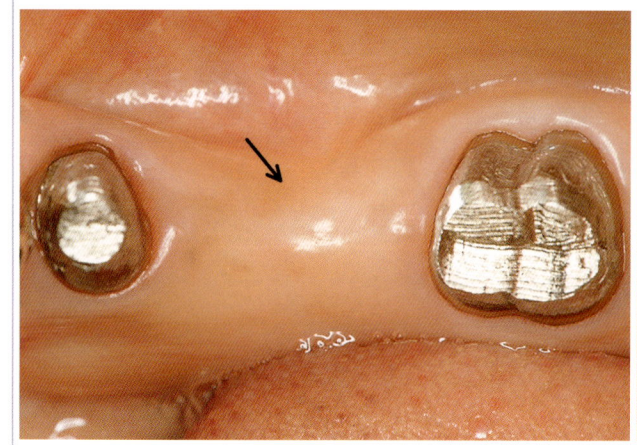

治療後 歯と歯の間に橋をかけます（ブリッジ）

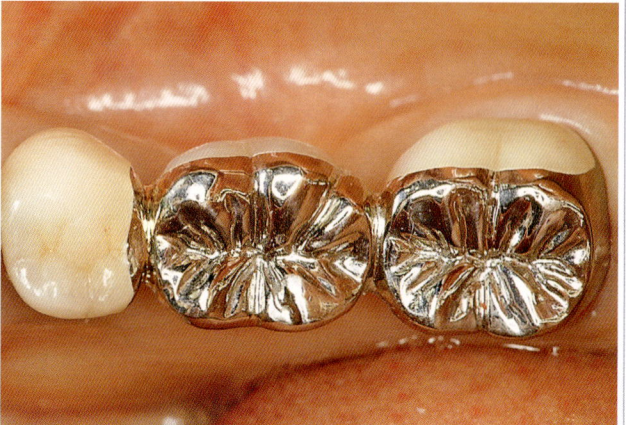

解説

歯のなくなったところの両隣の歯を削って，それらを支台とし，欠損部に橋を架けたように一体化したもので，複数の人工歯で欠損部分を補うものを**ブリッジ**といいます．ブリッジは固定式の義歯で，比較的装着感もよく，取り外し式の入れ歯と比べると見た目もよく，しっかりかむことができます．歯がない部分はダミーの歯が直接歯ぐきの上にのっているので，フロスなどでその部分の定期的な清掃が必要になります．

メリット	○：装着時の違和感が少ない
	○：審美性にすぐれている
	○：比較的簡単
	○：インプラントに比べると治療期間が短い
デメリット	×：両隣の歯を削る必要がある
	×：口腔内に固定されているので不潔になりやすく，特別な清掃方法を習得する必要がある
	×：ブリッジ支台となったそれぞれの歯の生理的な動揺を阻害する
	×：支台歯に過剰な負担がかかって歯周組織に悪影響を起こすことがある
	×：両隣の歯が過重負荷のもとブリッジを支えるため，健康なこれらの歯の寿命は縮まる

● **治療を受ける際のワンポイントアドバイス**

ブリッジは通常，違和感もなく，治療方法によっては人工の歯であることがほとんどわかりません．しかし，人工歯の部分の負担はそれを支えている歯にかかるので，抜けた歯が多い場合はブリッジができない場合もあります．また，ブリッジの支台歯は健全歯に比べ，負担も多く構造も複雑になるので，むし歯や歯周病を予防するためにはよくブラッシングすることが大切です．

適応症

▼むし歯や歯周病などで歯を失った部分の両隣に健康な歯が存在する場合など

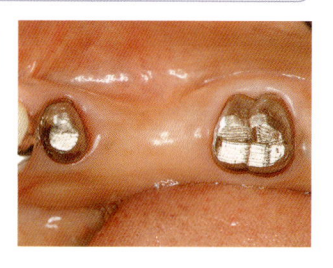

≫≫≫治療のステップ≫≫≫

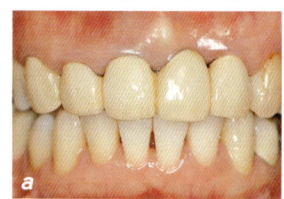

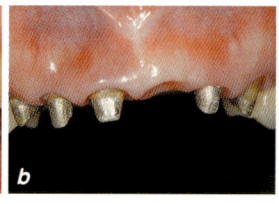

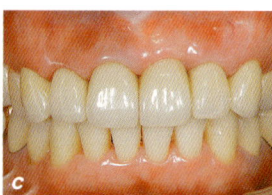

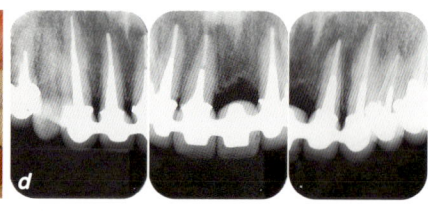

図 **a〜d** **a**：治療前．**b**：支台となる歯をこのように削ります．**c, d**：セラミックのブリッジを装着しました．

第 3 章　治療室

3.2.3 歯の移植

治療前　奥歯を抜歯しました

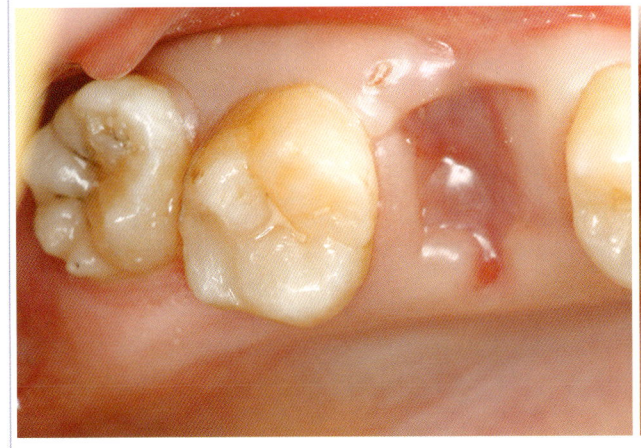

治療後　親知らずを移植して 3 年後の状態

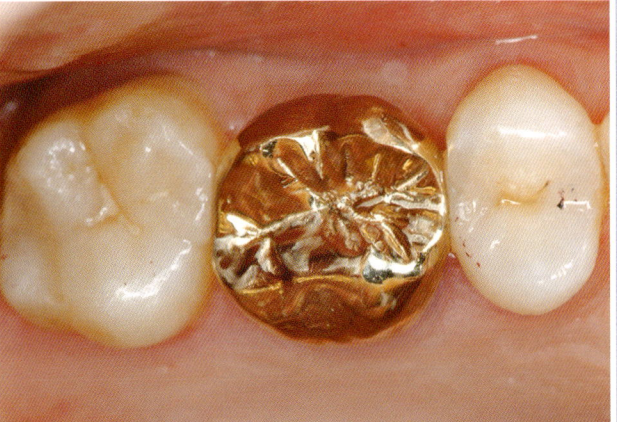

解説

　むし歯や歯周病などで歯を失ったところに，自分の歯を利用して，それを植えなおす治療法を**自家歯牙移植**とよんでいます．悪い歯を抜歯した部位に健康な歯周組織をもつ別の歯を抜いて移植します．移植した歯のまわりに新しい骨ができてその歯とまわりの組織がなじんできます．移植後，徐々に適度な力を加えていくと，数か月で自然にかむことができるようになります．

メリット	○：歯のないところに，他の歯に負担をかけずに単独歯で力を受けることができる ○：自分自身の歯である ○：矯正も可能 ○：根未完成歯であれば神経を残すことも可能
デメリット	×：手入れが悪ければ，むし歯・歯周病にもなる ×：移植する歯（健康な親知らずなど）が必要 ×：移植歯の歯根の形，歯の大きさ，移植部の状態などにより適応症が絞られる ×：生着しない可能性もある

● **治療を受ける際のワンポイントアドバイス**

　移植歯の歯根形態がよいこと，移植歯を受け入れる側の条件がよいこと，移植を受け入れる側の歯の間の幅と移植歯の大きさが一致していることなどが必要．

適応症

▼ 抜歯する歯があるときで，かつ機能的に必要のない歯（親知らずなど）がある場合（健康な歯周組織の存在が必要）

》》》**治療のステップ**》》》

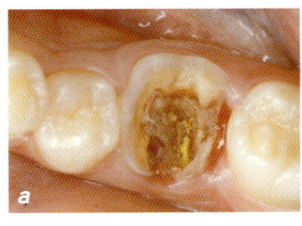

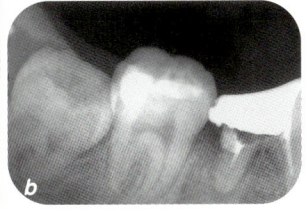

図 a～f　**a, b**：むし歯が大きすぎて抜歯になりました．**c**：抜歯した部位に親知らずを移植したところ．**d**：同時期のエックス線写真．**e, f**：移植後 2 年程経過した状態．患者さんの年齢が若く，神経を生きたまま保存できました．

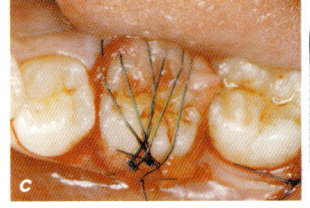

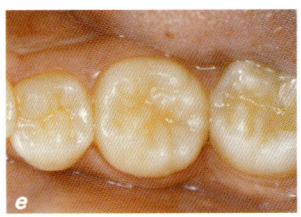

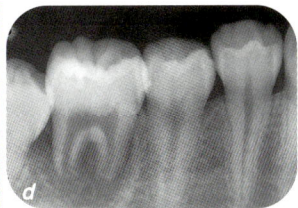

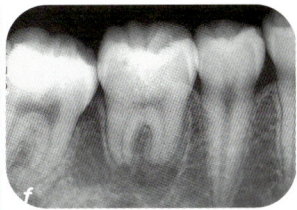

3.2 歯が欠けたり抜けたりしたときの治療室

3.2.4 部分入れ歯（部分床義歯）

治療前 右下の奥歯を失くしてしまいました

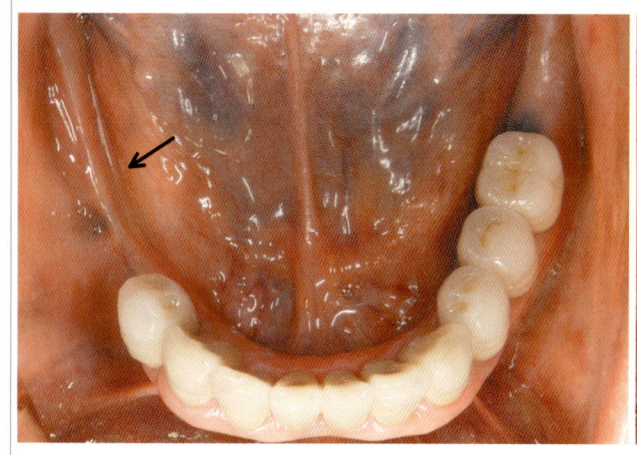

治療後 右下に部分入れ歯を入れた状態

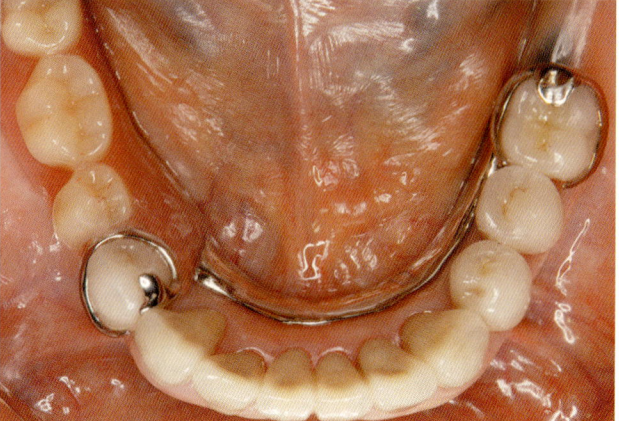

解説

部分入れ歯（部分床義歯）は，総義歯と違い，歯にかける鉤（クラスプ）があり，失った歯の本数や位置によって床の形や大きさが違ってきます．入れた当初は違和感があったり，しゃべりにくかったりしますが，ほとんどの人がしだいに慣れてきます．

メリット	○：外科的処置を必要としない
	○：比較的短期間で済む
	○：比較的安価でできる
デメリット	×：入れ歯は，入れていないときに比べて食べかすなどがたまりやすいので，食事のたびに外して洗わなければならない
	×：慣れるまでは違和感が大きい
	×：鉤（クラスプ）をかけた歯の負担が大きくなりやすい
	×：自分の歯ほどはかめない

●治療を受ける際のワンポイントアドバイス

　全身的健康状態や顎の骨の状態などの問題で，インプラント治療などが受けられない場合など，適応症は広い．しかし，部分入れ歯を入れた直後は痛いところがあったり，頰や舌をかむといった不具合が出やすいので，必ず歯科医院で調整してもらいましょう．適切な調整を行うことが早く義歯に慣れるポイントです．

適応症

▼多数の歯が失われている場合

※欠損歯が少数で両隣在歯が健康な場合には，ブリッジによる治療が可能

≫≫≫治療のステップ≫≫≫

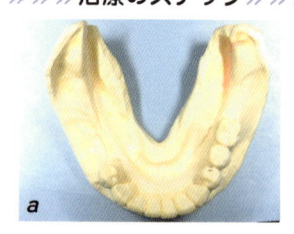

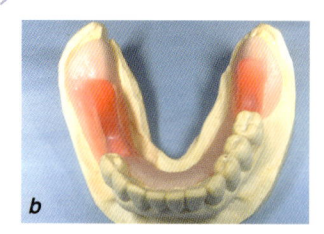

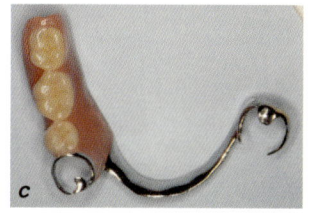

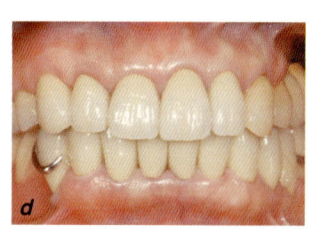

図a〜d　**a**：口のなかの型取りをします．**既成トレー**（型取りの道具）を使う場合もありますが，より適合のよい入れ歯をつくるためには，いったん既成トレーで型取りしてつくった模型から，その人の口にあったトレー（**個人トレー**）をつくり，精密な型取りに利用します．**b**：**咬合床**というワックスのブロックを用いて，歯並びやかみ合わせの高さを決めます．その後，歯並びやかみ合わせを確認するためにロウ義歯の試適をします．**c**：部分入れ歯．人工歯と入れ歯がはずれないように歯にかける鉤（クラスプ）がついています．**d**：治療後．

第3章 治療室

3.2.5 総入れ歯（総義歯）

治療前 上顎には歯がほとんどありません

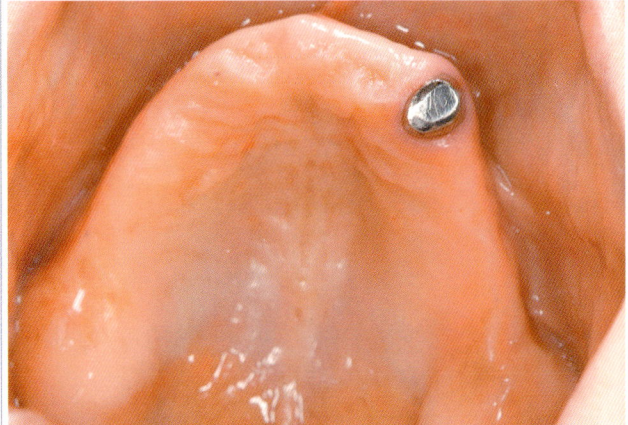

治療後 総入れ歯を入れてかめるようになりました

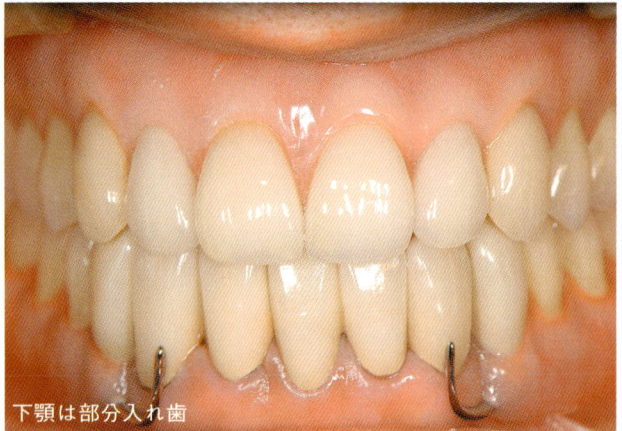

下顎は部分入れ歯

解説

歯が全部抜けてしまって，支える歯がなくなると，**総入れ歯（総義歯）**になります．総入れ歯は吸盤の原理でくっついています．お口の中の動く筋肉や舌の動きなどとバランスをとりながら安定させることが総入れ歯には必要です．

総入れ歯には，床（歯肉に接する部分）が金属でできた**金属床**と，レジンでできた**レジン床**があります．金属床は強度を保ちつつ薄く製作できる，レジン床は年齢による顎の形の変化に対して修正しやすい，といった利点があります．

メリット	○：外科的処置を必要としない ○：比較的短期間で済む ○：比較的安価でできる
デメリット	×：食事のたびに外して洗ったほうがよい ×：慣れるまでは違和感が大きい ×：慣れるまでは発音が難しかったり，熱さ・冷たさなどの感覚が鈍くなる ×：自分の歯ほどはかめない ×：合わない総入れ歯を入れておくと顎堤の吸収を招きやすい

● **治療を受ける際のワンポイントアドバイス**

全身的健康状態の問題や，顎骨の状態などの問題で，インプラント治療などが受けられない場合など，適応症は広いのですが，総義歯を入れた直後は痛いところや，頬や舌をかむといった不具合が出やすいので，必ず歯科医院で調整してもらいましょう．適切な調整を行うことが早く義歯に慣れるポイントです．

適応症

▼歯をほとんど失ってしまった場合

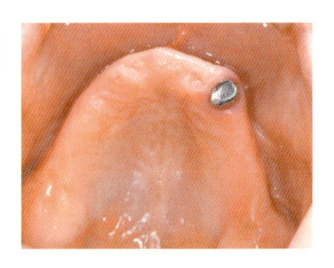

≫≫≫治療のステップ≫≫≫

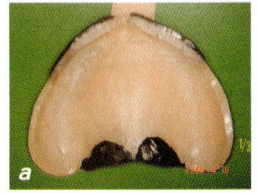

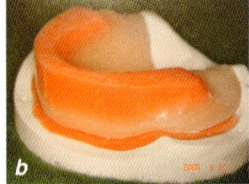

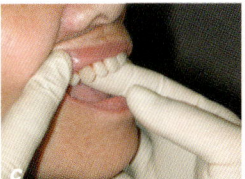

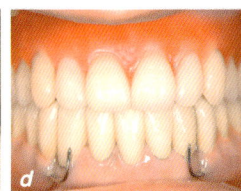

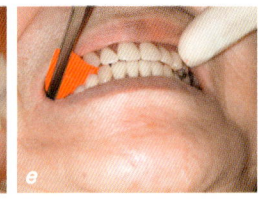

図a～e **a**：既成トレーまたは**個人トレー**(☞p36)で口の中を型取りします．**b**：**咬合床**(☞p36)を用いて，歯並びやかみ合わせの高さを決めます．**c**：歯並び，発音やかみ合わせを確認するためにロウ義歯を試適します．**d**：ロウ義歯をレジンに置き換え義歯を完成させます．**e**：完成した義歯を口の中に入れ，かみ合わせや歯ぐきの部分との適合状態を調整します．

3.2.6 前歯のインプラント

治療前 交通事故で前歯を1本なくしました

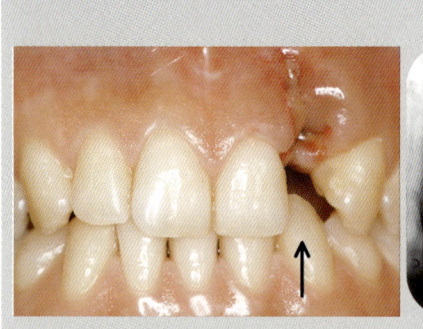

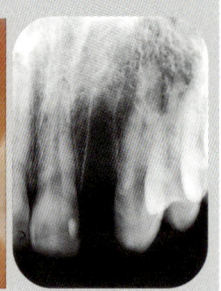

治療後 両側の歯を削らずに治療できました

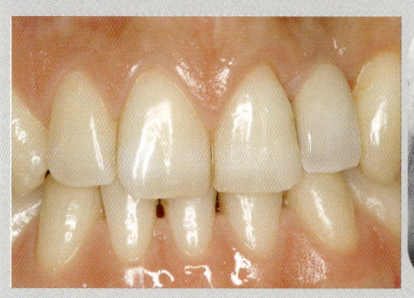

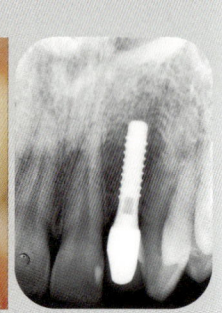

解説

インプラントとは，チタンでできたボルト状の人工歯根です．このインプラントを局所麻酔下で歯がない部分の顎の骨に入れ，2～6か月後，周囲の骨と生体結合を起こしたのを確認して，その上に人工の歯をしっかりと固定します．

メリット
- ○：支えとなる歯を削ったり，負担をかけることがない
- ○：比較的手入れもしやすく審美性にすぐれる
- ○：骨と結合し，単独で力をうけとめることができる

デメリット
- ×：比較的治療期間が長い
- ×：手術を受けなくてはならない

●治療を受ける際のワンポイントアドバイス

前歯部の場合では審美性が必要条件の1つになります．それを満たすためには，その部位の歯肉，歯槽骨そして両隣の歯の状態を改善することがとても大切になってきます．前歯をなくした原因が外傷や歯周病などの場合，骨がやせている場合が多いので，骨をつくる処置（☞p123）が必要になる可能性が高くなってきます．

適応症

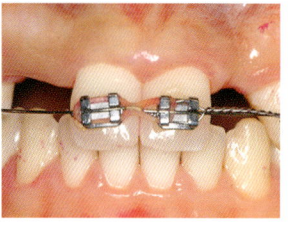

▼先天性の歯欠損症例 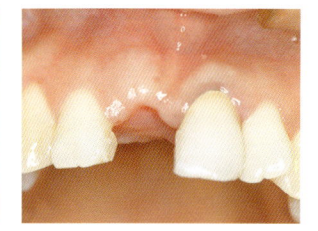　　▼事故による歯の脱臼

≫≫≫治療のステップ≫≫≫

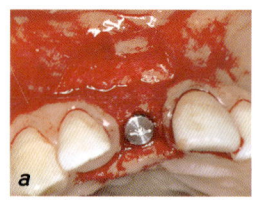

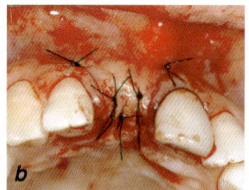

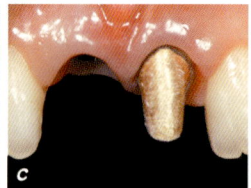

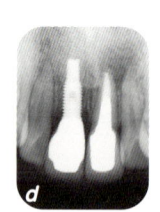

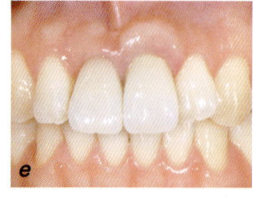

図a～e　**a**：インプラントが骨内に埋め込まれた状態．**b**：インプラント手術後，歯肉を縫合した状態．**c**：セラミック歯が入る前，仮歯を使って自然な歯肉の形をつくった状態．**d**：最終的な人工の歯が入った状態のエックス線（レントゲン）写真．**e**：自然な歯が完成しました．

3.2.7 奥歯のインプラント

治療前 奥歯を2本なくし、ブリッジでは対応できません

治療後 自分の歯と同じように修復できました

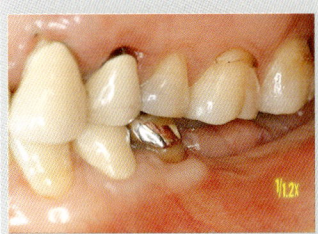

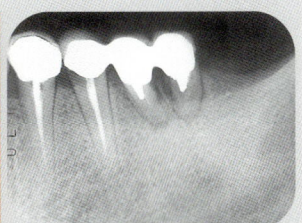

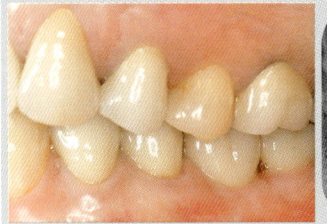

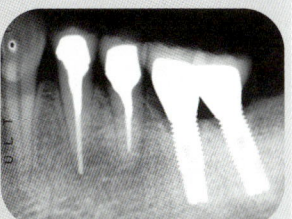

解説

奥歯をなくし、部分入れ歯（義歯）でしか対応できなくなってしまった場合、**インプラント**により他の歯に負担をかけることなく自然の歯に近いかみ心地や審美性が得られるようになります．

メリット
- ○：両隣在歯を削らなくてすむ
- ○：比較的手入れもしやすく、審美性にすぐれる
- ○：自分の歯と同じくらいの力でかむことができる

デメリット
- ×：比較的治療期間が長い
- ×：手術を受けなくてはならない

●治療を受ける際のワンポイントアドバイス

インプラントは、食事をしたり食いしばったりしても十分にその力に耐え、骨の中で何の症状もなく機能していくすばらしい人工物です．しかしプラークコントロールが悪かったり、かみ合わせがうまくいっていないと早期に悪くなることもあります．長くもたせるためには、定期的な健診を受けることがとても大切です．

適応症

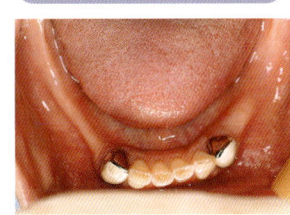

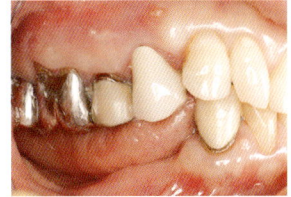

▼多くの歯がなくなっていますので、インプラント治療以外では部分入れ歯でしか対応できません

≫≫≫治療のステップ≫≫≫

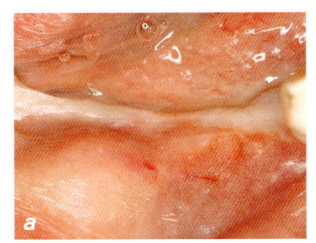

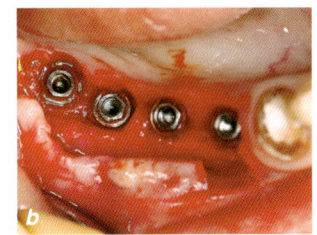

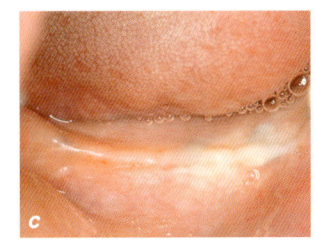

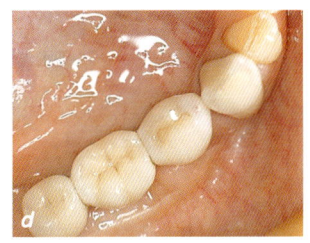

図a〜d *a*：インプラント埋入予定部位です．*b*：インプラントを埋入しました．*c*：手術後、歯ぐきが治癒して二次手術前です．*d*：人工歯をかぶせて、かめるようになりました．

3.2.8 インプラント義歯

治療前 顎の骨が痩せて入れ歯が安定しません

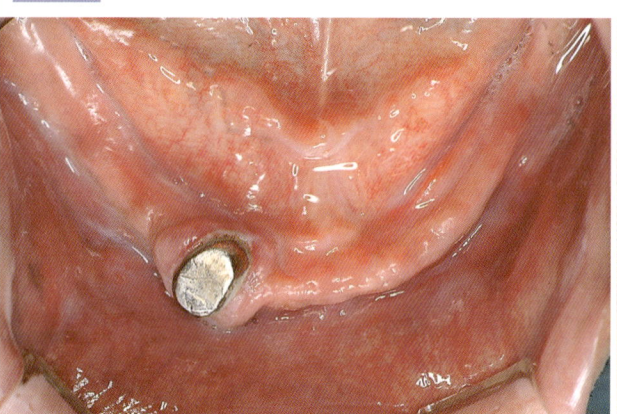

治療後 インプラントで入れ歯を固定する装置を装着しました

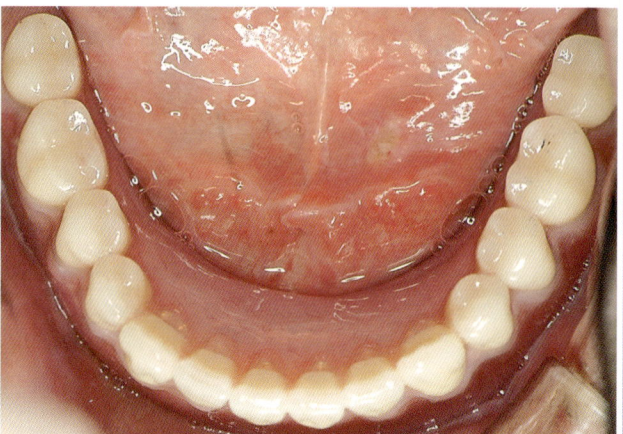

解説

総入れ歯（総義歯）は歯肉との吸着力で支えられています．それでどうしても自然の歯と比べるとかむ力が弱く，味覚が落ちます．しかし顎の骨にしっかりと固定された**インプラント**を入れ歯の維持として利用することで，小さくてガタつきがなく安定した入れ歯をつくることができます．取り外し式の入れ歯であることを気にしなければ，自分の歯のようにしっかりかめて，すべての歯をインプラントで修復するよりも安価ですみます．

メリット
- ◯：義歯（入れ歯）が動かない
- ◯：義歯の床の部分を小さくできる
- ◯：通常の義歯に比べ強い力でかむことができる

デメリット
- ×：比較的治療期間が長い
- ×：手術を受けなくてはならない
- ×：顎の骨の状態によってはできない場合もある
- ×：支台となっている部分の装置の手入れが必要である

●治療を受ける際のワンポイントアドバイス

すべての場合にインプラントができるとは限りません．どんな治療法があるのか，治療期間・治療費はどれくらいかなど，しっかり説明してもらい，治療法を選択しましょう．プラークコントロールが悪かったり，かみ合わせがうまくいっていないと，早期に悪くなることもあります．長くもたせるためには，定期的な健診を受けることがとても大切です．

適応症

▼顎の骨がやせていて義歯の安定がとれない場合
▼外科処置を受けることが可能な全身状態であること

》》》治療のステップ》》》

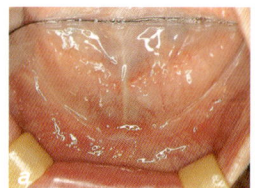

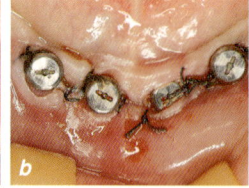

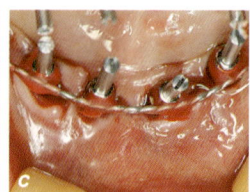

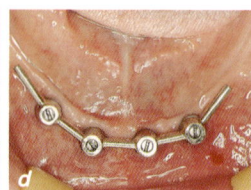

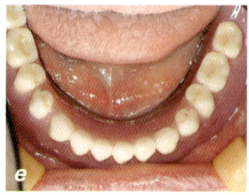

図a～e **a**：顎の骨がやせていてインプラント義歯で治療することにしました．**b**：総義歯を固定するために前歯の部分にインプラント手術を行いました．**c**：型取りの準備をしているところ．**d**：インプラントの上に総義歯を固定する装置（ドルダーバー）を装着しました．**e**：インプラントによって固定された動かない総義歯を装着した状態．

3.2.9 コラム 入れ歯

　歯が何本か抜けてしまうと何らかの方法で人工の歯を入れないといけなくなります．初めて入れ歯を入れるときは，ほとんどの人が強い違和感を感じるようです．しかし，違和感があって入れたくないとあきらめずに，慣れることも必要です．もし歯が抜けたままにしておくと，残った健康な歯が動いて延びたり，傾いたりしてしまって，かみ合わせが悪くなってしまう場合もあります．入れ歯を入れなくてもかめるからといってそのままにせずに，残った自分の歯を守るために入れ歯に慣れる努力をしましょう．

　入れ歯にもいろいろな種類の入れ歯があります．理想的な入れ歯に求められる条件をあげてみましょう．
①よくかめて，外れない
②自分の歯に負担をかけない
③装着感がよい
④長持ちする
⑤審美的で，見た目がよい

　通常の部分入れ歯では，鉤(クラスプ)という入れ歯を維持するための歯に引っ掛ける針金のようなものがあります．この鉤が場合によっては，歯に負担をかけたり，見た目を悪くしたりと問題を残すことがあります．それを解決する方法としてアタッチメント(図a～c)やマグネット(図d)を入れ歯に応用する方法もあります．

　入れ歯は，あなたが毎日おいしく食事をし，健康的で豊かな生活を送るために必要な体の一部です．自分の希望に合った入れ歯を歯科医師によく説明してもらい，それぞれの入れ歯のメリット・デメリットを理解したうえで決めましょう．

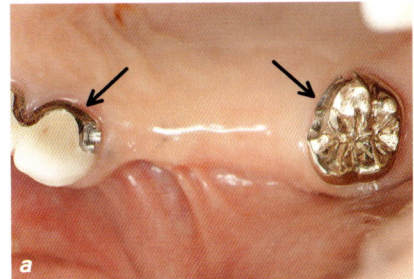

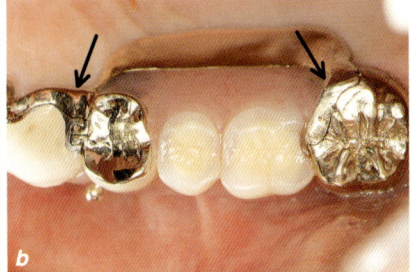

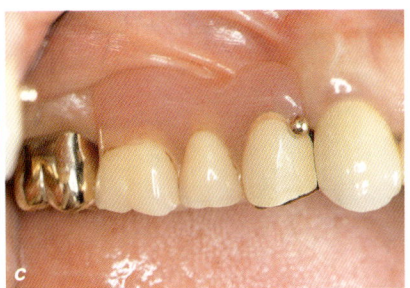

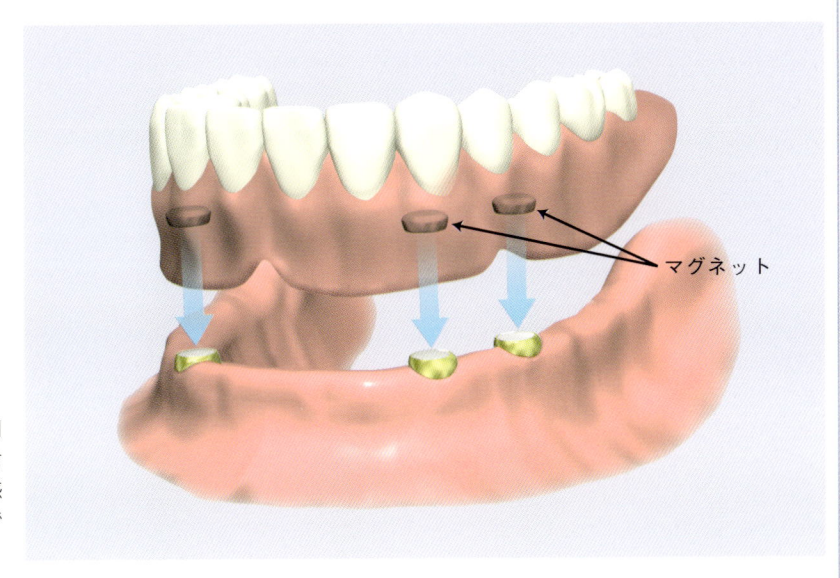

図a～c アタッチメント．入れ歯を維持する鉤(クラスプ)がないので見た目もよく，歯にかかる負担も軽減されます．

図d マグネットデンチャー．磁石を利用して入れ歯を固定する方法で，入れ歯を小さくすることが可能になり，装着感もよく，長期間の使用に耐えることができます．

3.2.10 コラム クラウン(冠)ができるまで

解説

クラウン(冠)の製作は歯科技工士の仕事です．規格化され一度に大量生産する工業製品と違い，患者さんごとに異なるお口の中の状態に合わせたクラウンは，1つひとつ手作業で時間をかけて製作しなければなりません．そのためには確かな技術と知識に裏付けされた職人技が必要とされる世界でもあります．ここではその製作工程をみてみましょう．

①模型造り

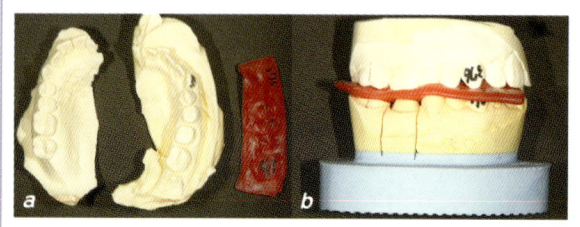

診療室内で寒天やシリコンを用い，患者さんのお口の中の状態を型どりしたものを**印象**といいます．その印象に歯科用石膏を流し込むところから技工作業が始まります．十分硬化した石膏を印象から外したものが**図a**です．このままでは技工作業ができませんので**図b**のような作業模型を製作します．

②咬合器付着

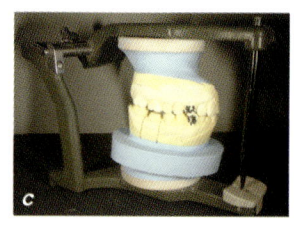

作業模型を咬合器(実際のかみ合わせをお口の外で再現するための器具)に石膏や磁石を使って固定します．

③ワックスアップ

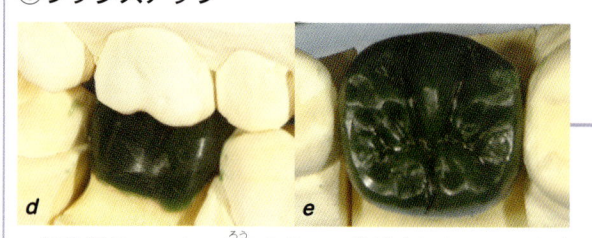

歯科用のワックス(蝋)を使って模型上にクラウンを成形していきます．その際，その患者さん特有のかみ合わせや，周囲の歯とのバランスを考慮しながら仕上げていきます．

④埋没

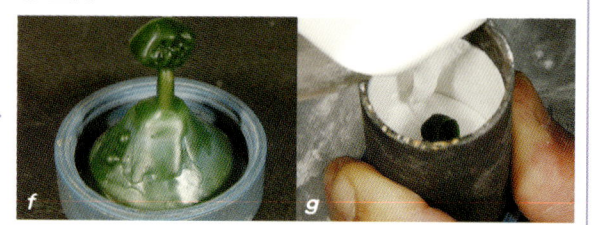

ワックスクラウンを壊れないように慎重に模型から外し，金属製の筒の中に固定して専用の石膏の中に埋没させます．これが鋳型のもとになります．

⑤焼成

700度の高熱炉の中で30分焼成し，鋳型の中に残っていたワックスを完全に蒸発させます．これで鋳型ができあがりです．

⑥鋳造

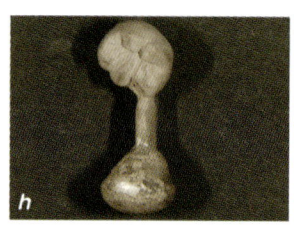

鋳型を鋳造器にセットし，バーナーでドロドロに溶かした金属を一気に流し込みます．冷やした鋳型から取りだしたものが**図h**です．

⑦研磨

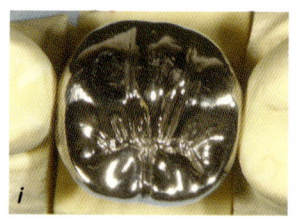

図hの余分な部分をカットし作業模型上でかみ合わせの最終調整や形態の修正，研磨を行います．このような工程を経て1つのクラウンが完成します．模型造りから完成まで要する時間はおおよそ4時間です．

3.2.11 コラム 金属焼付ポーセレンクラウン

「きれいな自然感のあるかぶせもので治療したい」そのような患者さんの要求に答えるものとして，代表的なものに金属焼付ポーセレンクラウンがあります．セラミック，メタルボンドともよばれることもあります（☞p27）．

金属のフレームの回りにセラミックを焼きつけることで，自然感のある，美しい人工歯を製作します．審美歯科治療にはもっともよく用いられる技法で，1本のかぶせもの（クラウン）から，数本連続のかぶせもの（ブリッジ，連結冠）まで多くの症例に用いることができます．

実際には，歯や歯周環境の処置を歯科医師が行い，歯と歯ぐきがクラウンに耐えうる状態を構築します．そこで仮歯を用いて歯ぐきの状態とのバランス，形やかみ合わせを確認します．これはいわば最終的な歯のシミュレーションです．その後に，歯の型をとり，その型から模型を製作します．そして歯科医師の指示をもとに補綴物を歯科技工士が製作していきます．しかし，あくまで口の外でつくっていきますので，微妙な色彩や患者さん固有の歯の形，かみ合わせまで模型上で再現するには限界があります．そこで実際にお口の中で，歯科医師が調整・確認します．難しい色や形を再現する場合，2～3回やりなおすときもあります．また，歯と補綴物の適合を確認する必要もあります．そして最終的な補綴物（人工歯）ができあがります．歯科医師と歯科技工士との連携のとれたチームワークで1つの補綴物が完成するわけです．

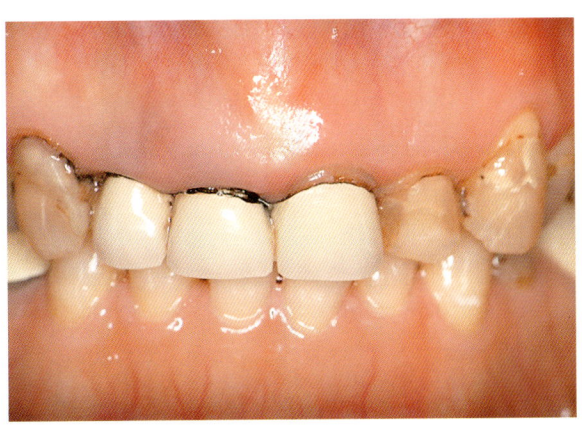

図a 前歯のかぶせ物が気に入らないとのことで，治療を受けに来ました．

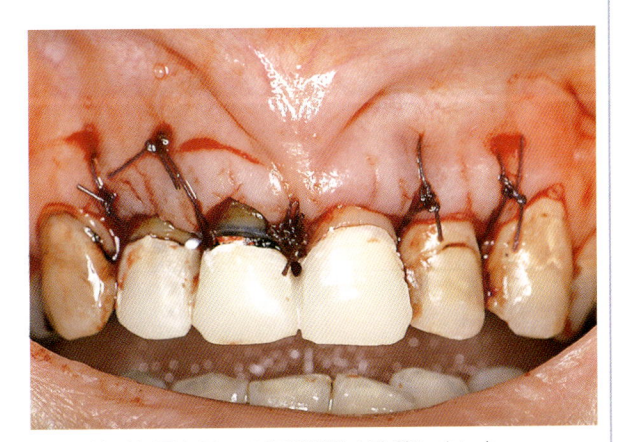

図b 外科処置を用いて歯周組織を改善しました．

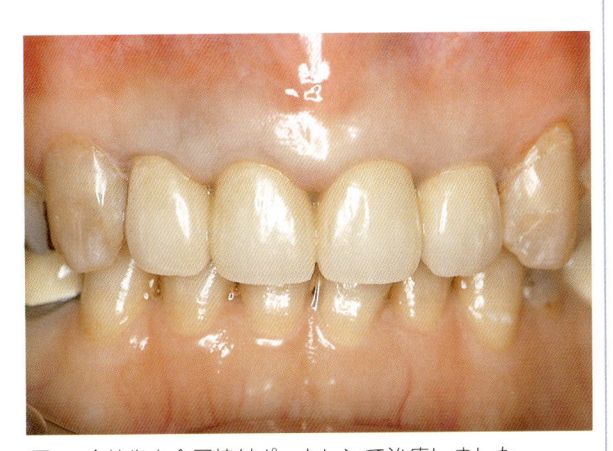

図c 4前歯を金属焼付ポーセレンで治療しました．

メリット	○：自然感 ○：美しい ○：1本の被せ物（クラウン）から数本連続のかぶせ物（ブリッジ，連結冠）まで用いることができる

3.3 かみ合わせ治療室（咬合治療室）

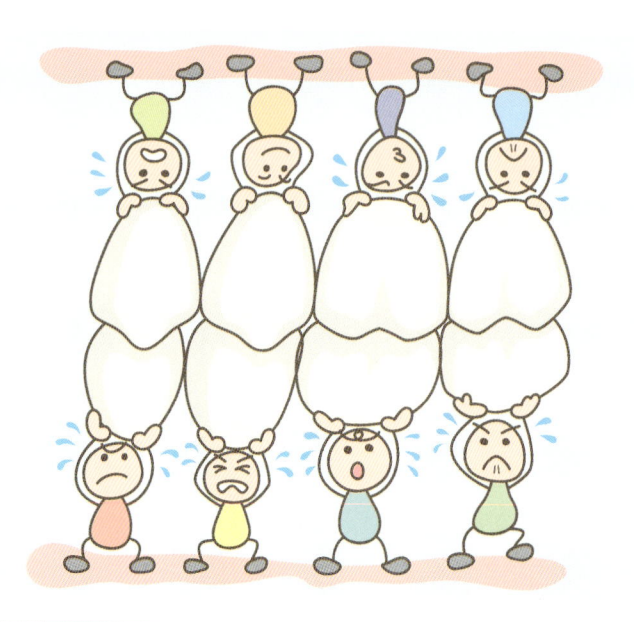

> **解説**
>
> 「かみ合わせ治療室」においては，かみ合わせのどのような不具合により，どのようなことが起こりうるのか，そしてどのような治療が可能か，そして，いわゆる**顎関節症**を起こさないためにはどのような注意が必要か，などについて解説していきます．

あらためて見直そう，食べること，かむことの大切さ

中学校のときの理科の授業を思い出してみましょう．私たち地球上の生物のなかで，「植物」とよばれている生き物は「光合成」という行為を行い，光のエネルギーを使って自分たちに必要な新たなエネルギーをつくりだすことができる，と習いましたね．これに対して自らエネルギーをつくりだせない，人間を含む「動物」は，「食べる」という行為を通じて，外からエネルギーを取り込み，消化して分解し，そして自分たちに必要なかたちに組み替え，生命を維持しています．

一般の動物にとって，歯がなくなり，かみ合わせができなくなるということはそのまま死を意味することさえあります．つまり，いうまでもなく私たちにとって食べる，かむというのは「生きる」ことそのものなのです．

そして，いろいろなものを食べる（食べることのできる，雑食性）人間は，その「かむ」という行為に関しても実に高度に進化しているといえます．つまり食物を取り込み，引き裂くための前歯（門歯）や犬歯，その後に細かくすりつぶすための臼歯などの役割分担が細かく決まっており，そしてその「歯」たちを支える骨格，それを上下左右に動かすための神経・筋肉などが見事に連動し，まさに神業のように**咬合**（かみ合わせ）を構成しているといえます．

ですから，生まれつき極端に歯並びが悪いような場合，歯が抜けてかみ合わせが大きく変わってしまった場合，また歯周病などが進行して歯が動いてしまってかみ合わせが極端に変わってしまった場合などにおいては，ただ単にかみにくいということだけに影響はとどまりません．かみ合わせを支える筋肉の過度の緊張による肩こり・頭痛などを引き起こしたり，自律神経に影響して全身の状態を悪くしたりすることも考えられます．これらかみ合わせに関するすべてのことを総合した病名として，最近，**顎関節症**(☞p45)という言葉を最近よく耳にするようになりました．

第 3 章 治療室

3.3.1 顎関節症

解説

顎が開けにくい，痛みがある，カクカク鳴るなどの症状がある場合，これらを総称して**顎関節症**とよびます．これはどういったことによって起こるのでしょうか？　これには，まず顎関節とよばれる上顎と下顎の間にある関節の仕組みについて知る必要があります．

上顎の歯列と下顎の歯列は左右の耳の穴の少し下前方の部分で関節を介してつながっています．この顎の関節（顎関節）には**関節円板**といういわばクッションのような組織が存在し，上下の顎の骨が直接こすれないような仕組みになっています．口をあけるという動作には，上顎のくぼみに沿って丸い形をした下顎の骨（関節頭）が，このクッションを間に挟んだ形でスムーズに動くことが必要です．

顎が痛く口が開けにくい，口を開けるときにカクッと音がするなどといった症状の原因には，この関節円板というクッションの障害をはじめ，さまざまな原因が複雑に関係している場合が考えられます．

その主な原因は右表のようになります．

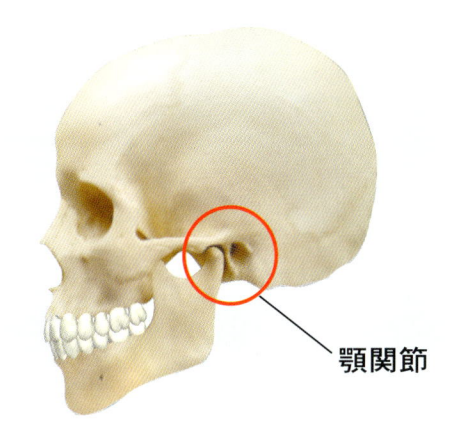

顎関節

顎関節症の原因

①顎やその周りの筋肉の問題
②歯と歯のかみ合わせの問題
③歯ぎしりや食いしばり
④顎の関節そのものの変形・病変
⑤精神的なストレスや体全体の不調

● 治療を受ける際のワンポイントアドバイス

上にあげた原因のうちどれが主に影響しているか，また，それぞれの原因がどのような形でかかわりあっているかをみつけるためには，視診，触診，問診，顎関節音の聴診やエックス線（レントゲン）写真検査などに加えて，血清化学検査，顎運動の計測，筋電図の測定などが必要になることもあります．

また，これらのさまざまな顎の症状の治療には，顎のかみ合わせの位置や関節円板の位置を調整するためのマウスピースを利用する**スプリント療法**をはじめ，症状や状態に応じてさまざまな方法があります．かかりつけの歯科医院に相談し，さらにくわしい検査や治療が必要な場合には，大学病院などの専門機関への紹介をもらって，転医が必要な場合も考えられます．

>>>> **治療のステップ** >>>>

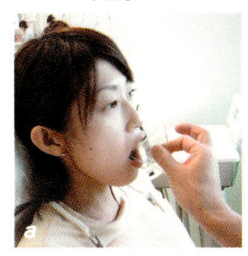

図 a 開口度の診査．
図 b 顎関節雑音の診査． 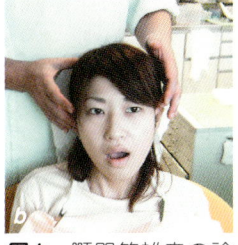
図 c 顎関節のエックス線写真． 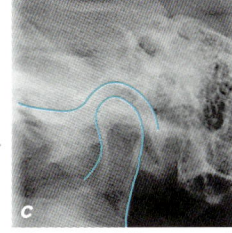
図 d, e 顎関節症治療に用いられる典型的なスプリント．

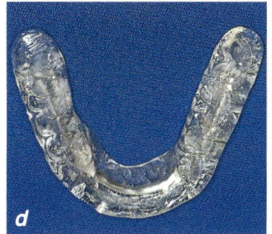

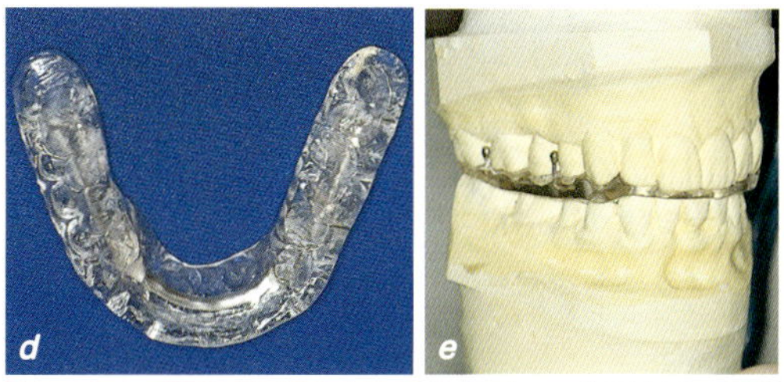

3.3.2 歯ぎしり，食いしばり

治療前 歯ぎしりで歯の摩耗がみられる

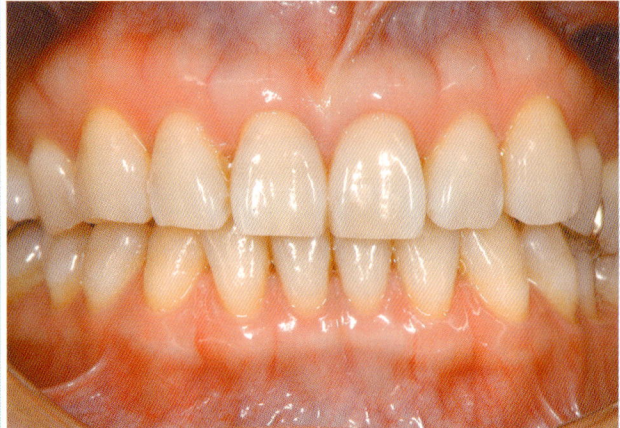

治療後 スプリントをいれた状態

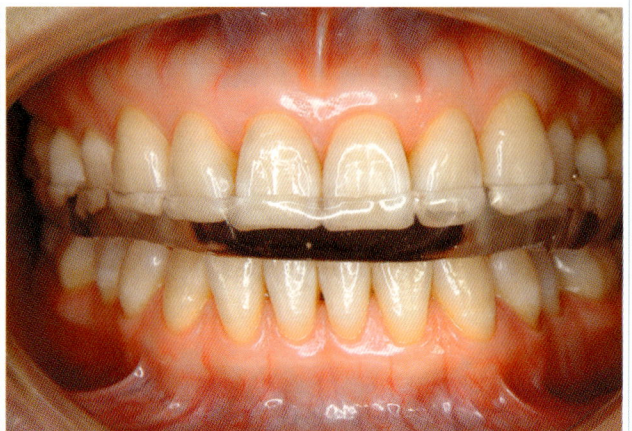

解説

睡眠中に本人が気づかずにする**歯ぎしり**（ブラキシズム）．ひどい場合は，歯や歯周組織の損傷ばかりか，全身にも悪影響を及ぼすことがあります．ストレスやかみ合わせが原因の場合が多いことが報告されています．

歯ぎしりの治療方法には，以下のものがあります．
① スプリント療法
② 咬合調整
③ 自己暗示法
④ 精神安定
⑤ ストレスの緩和

歯ぎしりは，よく知られていますが，そのほかに，ぐっとかみしめる**クレンチング**（食いしばり）や，歯と歯を触れ合わせてがたがたさせる**タッピング**も含まれます．

さらに，歯ぎしりは，ほとんどが通常咀嚼時のかむ力（咬合力）の数倍から10数倍に相当すると報告されています．こうした力が持続的に加わると，歯が擦り減ったり，歯の破折や，修復物の脱落の原因となると考えられています．さらに長期間持続すると歯周組織が破壊されたりするのはもちろん，肩こり，顎関節症などさまざまな症状を引き起こします．

●治療を受ける際のワンポイントアドバイス

歯ぎしり・食いしばりの治療としては，①スプリント療法，②咬合治療，③自己暗示法，④催眠法，⑤理学療法，などが挙げられます．ストレスなどの患者自身がもつ心理的状態や，悪習慣，そしてかみ合わせの不調和などといった原因をつきとめ，解決することが大切になってきます．そのため，患者さん自身の**心理的背景**を歯科医師に伝えることができるような関係を築くことが，治療の効果を上げるためには重要な要素になります．

≫≫≫ 治療のステップ ≫≫≫

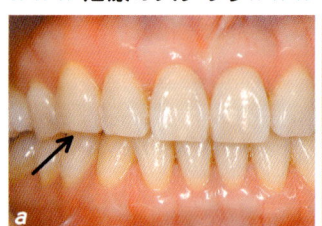

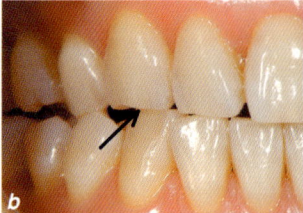

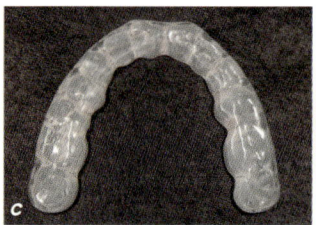

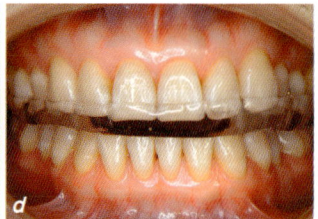

図a〜d **a, b**：歯ぎしりで犬歯が摩耗して（すりへって）います．**c**：スプリントを製作しました．**d**：スプリントを装着したところ．

第 3 章　治療室

3.3.3 伸びたり傾いてしまった歯（挺出，傾斜）

治療前　たった 1 本の歯でも失くしたまま放置していると，かみ合わせは大きく変わってしまいます

治療後　矯正治療，歯の形態修正，修復処置などにより，かみ合わせを再構成しなくてはなりません

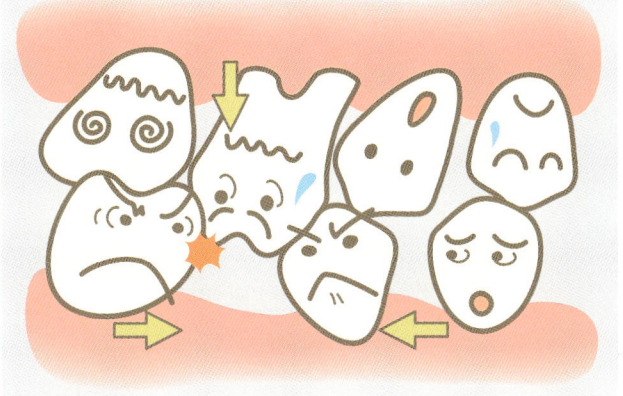

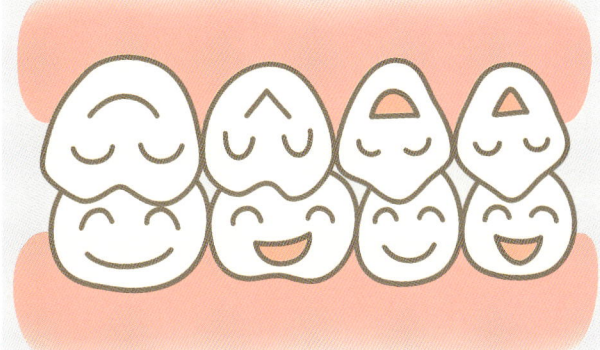

解説

　歯は，1 本 1 本がバラバラにはたらいているのではなく，全体として安定した形をつくっています．それぞれの歯には生理的な範囲で動きがあり（矯正治療はこの性質を利用しているのです），両隣の歯と，かみ合っている歯，そして舌，頬による三次元的な力のバランスを保つことにより，その位置にとどまっているのです．歯が抜けたままで放っておくと，抜けた歯の隣の歯が，歯の抜けたところに倒れ込んだり，かみ合う相棒の歯がないと，少しずつ伸びて出てきます．こうなるとスムーズな顎の動きの邪魔になります．このように，歯が抜けたまま放っておくことは，かみ合わせ（咬合）を悪くして，悪い結果を生みやすくなります．

●治療を受ける際のワンポイントアドバイス

　たった 1 本のむし歯がきっかけで，歯並びが大きく狂ってくることを考えれば，たとえ 1 本でも，かみ合わせを考えたきちんとした治療を行うことが大切なことがわかっていただけたでしょうか？　歯科の治療を始める際には「とりあえず痛いところだけ」の治療では，全体のかみ合わせのバランスがとれません．口の中全体を 1 つの単位とした総合的な診断が必要となりますので，その内容や期間を担当の歯科医師と最初にしっかり相談することが大切です．

≫≫≫治療のステップ≫≫≫

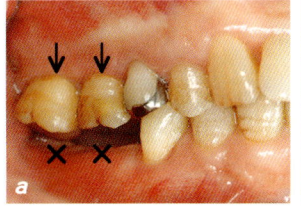

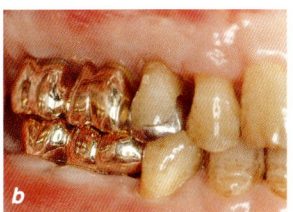

図 a，b　**a**：下の歯がないため，上の歯が**挺出**（のびていること）しています．**b**：下の歯を入れ，**かみ合わせ（咬合）**を再構成しました．

　動いてしまった歯に対する処置，つまり，少量の咬合調整や，歯の移動，歯の形態の修復（歯を削って，正常な形に戻す）などを行います．**顎関節症**を引き起こす可能性のある要因を取り除く処置です．

　前処置として，①むし歯・歯周病の治療，②プロビジョナルレストレーション（かみ合わせをつくっていくための仮歯）による治療を行い，①矯正治療（歯科的，外科的），②インプラント治療，③口の中全体を含む複雑な補綴（入れ歯・クラウンなど）治療を行ってかみ合わせを再構成します．このように，かみ合わせが大きく狂ってしまった場合には，口の中全体の大がかりな治療になり，時間と費用も多くかかります．

3.3 かみ合わせ治療室

3.3.4 すりへった歯（咬耗）

治療前 歯の摩耗が進んでかみ合わせが変わってしまいました

治療後 クラウン（冠）をつくり直してかみ合わせを修正しました

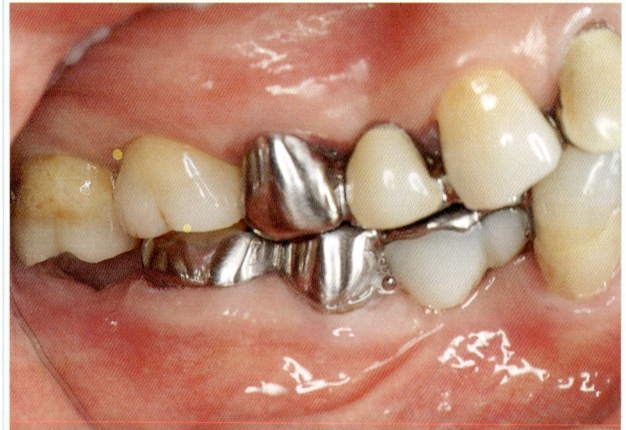

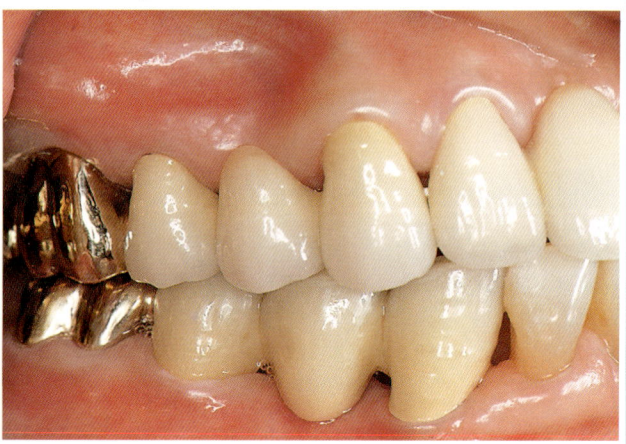

解説

咬耗とは，歯の表面がすり減ることで，歯で食べものをかんだり，すりつぶしたりするために起こります．その程度は，歯の種類や質，歯の出てくる位置（萌出部位），かみ合わせ（対合関係），かみ癖（咀嚼形態），かむ力（咬合力），生活環境や食生活，年齢，性別，口腔習癖（歯ぎしりなど），心因的問題など，さまざまな因子が関与していて，かなり個人差があります．

● 治療を受ける際のワンポイントアドバイス

咬耗は普通に起こる現象で，中高年になるころには，誰の歯も，ある程度まですり減ります．しかしその程度がひどいと，さまざまな問題を引き起こします．むし歯の治療などで銀歯などの人工の歯が入っていると，自分の歯とのすり減り方に微妙な差が出てきます．その結果，かみ合わせが変わって，それぞれの歯にかかるかむ力（咬合力）のバランスが崩れてしまい，**顎関節症**を引き起こすこともあります．また人工歯の破折や歯根破折，さらには歯そのものをだめにすることもあります．

そのため歯の治療が終わり，人工の歯により修復した場合，定期的な**メインテナンス**で年齢によるお口の変化に合わせて，かみ合わせの調整を行うことが治療結果を長期に良好な状態に保つ秘訣となるのです．

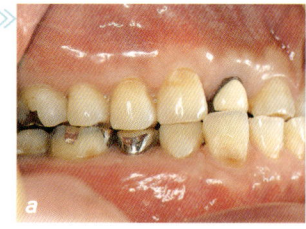

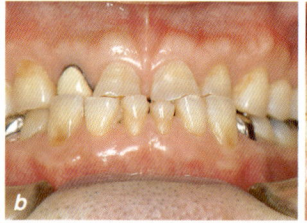

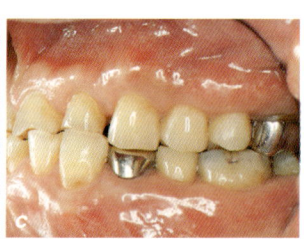

>>>> 咬耗が進んだケース <<<<

図 a〜e　a〜c：前歯は，すり減って3分の1ほどの長さになっています．d, e：歯の尖端は，エナメル質がすり減ってしまい，象牙質（黄色い部分：→）が露出しています．

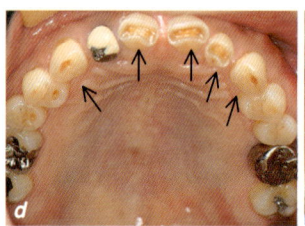

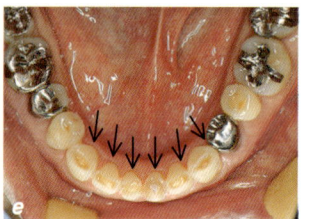

第3章 治療室

3.4 けがや口内炎などお口のさまざまな病気の治療室（口腔外科治療室）

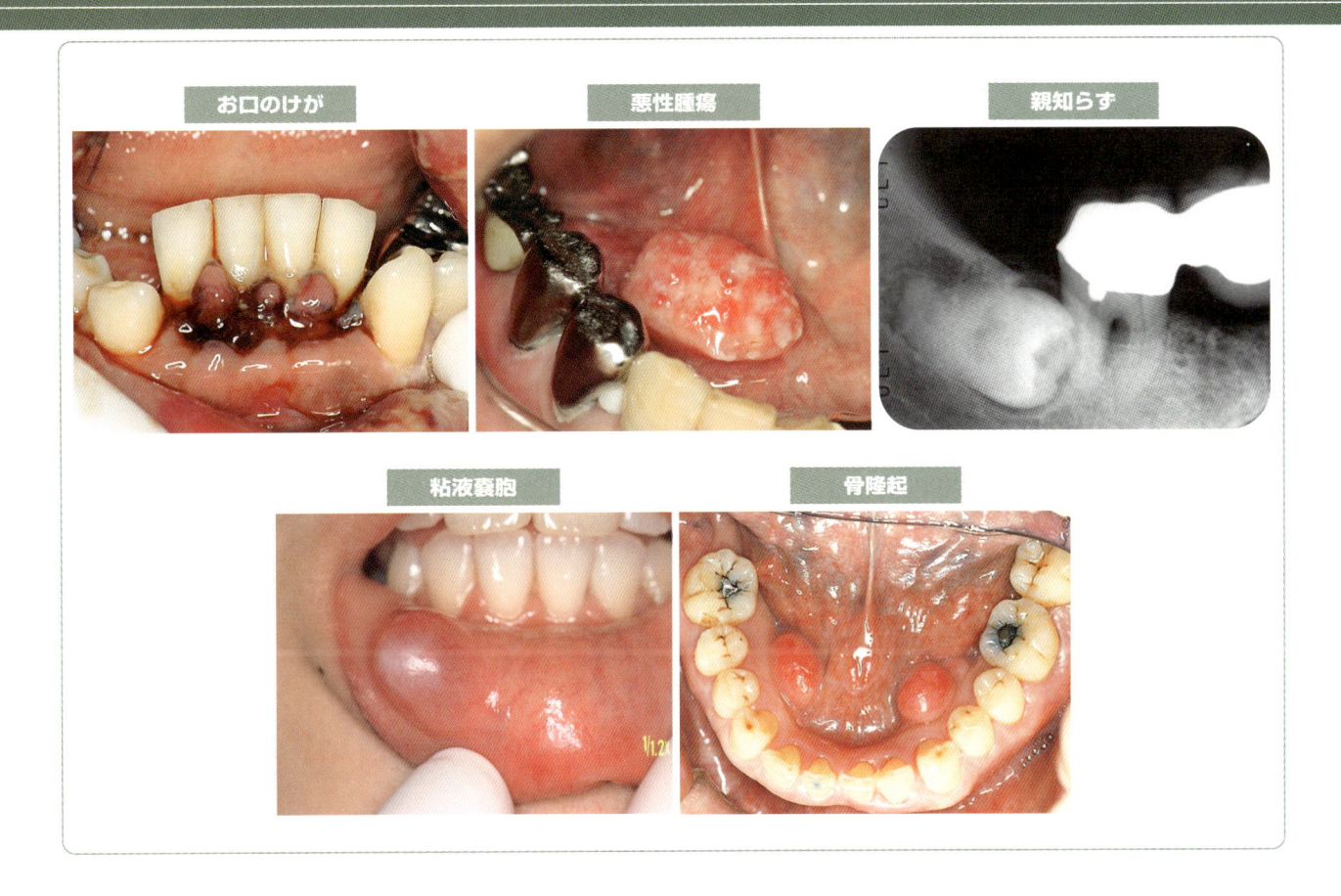

お口のけが　　悪性腫瘍　　親知らず

粘液嚢胞　　骨隆起

　この治療室では抜歯やお口のけがや病気について説明します．抜かなければならない歯があったり，歯ぐきが腫れてきたり，お口の中にできもののようなものができてきたり，お口をけがしたときなどに，このページを見てみましょう．

①抜歯

　まず，抜歯についてお話します．どういう状態のとき抜歯するのか，自分の歯の状態と比べてみましょう．なぜ，抜歯しなければならないのか？　抜歯した後の傷の治りはよいのか？　なぜ糸で縫ってあるのか？　いろいろな疑問にお答えいたします（☞p50, 51）．

②親知らず

　親知らずをもっている人も多いのではないでしょうか？　親知らずは抜かなければならないのか？　親知らずはなぜ痛みやすいのか？　隣の歯にどんな影響を与えるのか？を解説します（☞p52）．

③お口のいろいろな病気

　口の中という狭い範囲ですが，いろいろな病気があります．口の中にできる腫瘍，口内炎などお口の中にでてくる症状についてもふれていきます（☞p53〜55）．

④お口のけが

　お子さんが遊んでいてお口の中をけがしたり，事故で歯が折れたり，抜けたりしたときは，どうしたらよいのでしょう？　けがをしたときの注意点や治療について紹介します（☞p56）．もしものときの知識として参考にされてはいかがでしょうか．

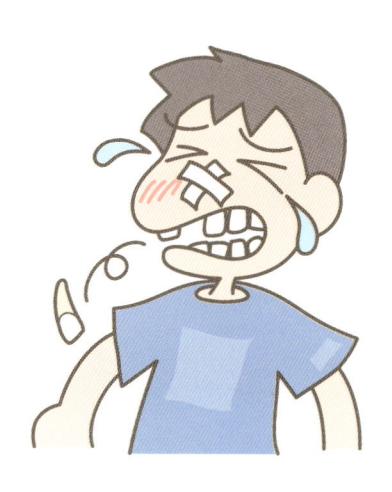

3.4 けがや口内炎などお口のさまざまな病気の治療室

3.4.1 抜歯しなければならないとき

抜歯するとき ①むし歯

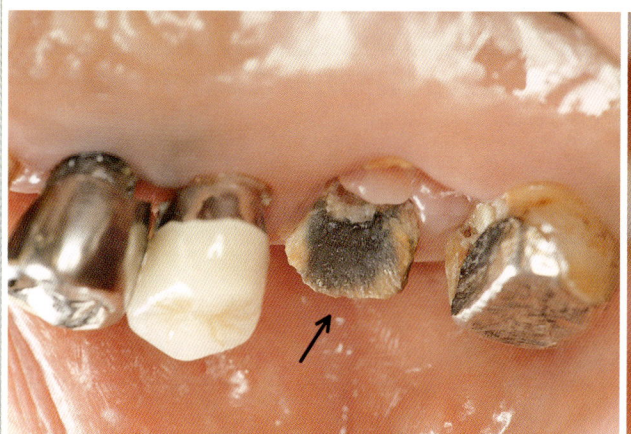

抜歯するとき ②歯周病

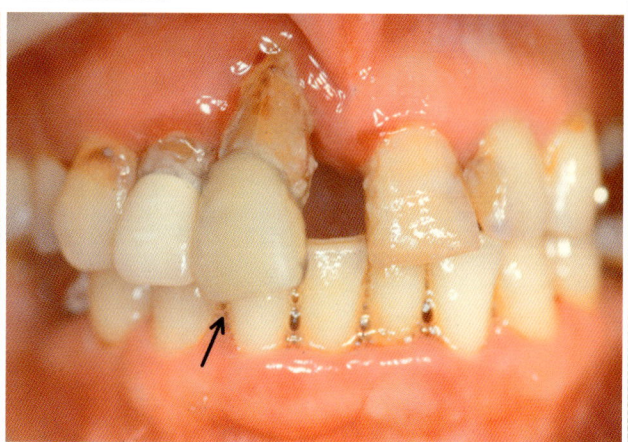

解説

　抜歯の原因は主にむし歯と歯周病です．歯周病が進行して歯を支える骨がなくなってきて，ぐらぐら感が強くなってくると歯を抜かなければならないことがあります（☞3.6 歯肉の治療室）．また，歯を支えている骨の部分までむし歯が進行すると，抜かなければならないことがあります（☞3.5 むし歯の治療室）．さらに，歯根が割れたりしたとき，歯が通常とは違う場所からはえてきてかみ合わせに関係ないばかりか，むしろ隣の歯がむし歯や歯周炎になると考えられるときには，歯を抜かなければならない場合があります．

　歯を抜いて欠損部分ができた場合には，通常，欠損部分に歯を入れる処置を行います（☞3.2 歯が欠けたり抜けたりしたときの治療室）．

● **普通の歯の抜歯**

　抜歯創（抜歯した後の傷）の治療のようすは，抜歯される歯の状態，抜歯前の炎症の有無，全身状態などによって変わってきます．抜歯後の正常な治癒の状態は**図 a～d**のステップです．

　抜歯する前に炎症があるなど，抜歯される歯の状態によっては血餅（血の固まり）や肉芽組織（血餅からできた赤い肉の塊）の形成が十分ではなく，自発痛や接触痛がみられることがあります（ドライソケット）．このようなときには，軟膏などを挿入しながら感染予防を行うと，通常，数日～2週間程度でほとんど自然治癒します．

≫≫≫**抜歯創の治癒のステップ**≫≫≫

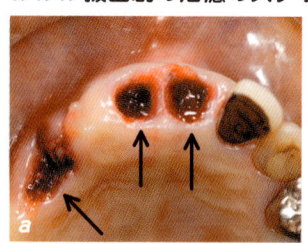

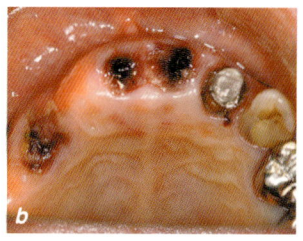

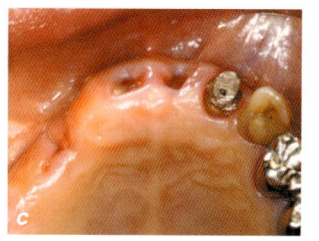

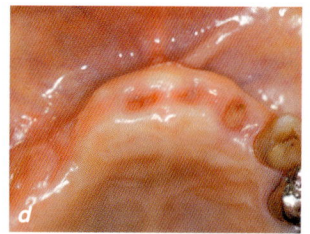

図 a～d　a：出血した血が固まります（血餅の形成）．**b**：翌日くらいに固まった血の表面が一部白っぽくなります．**c**：1週間程度で血餅が赤い肉の塊（肉芽組織）にかわります．**d**：約1か月で正常な歯肉になります．

第3章 治療室

抜歯するとき ③歯根破折

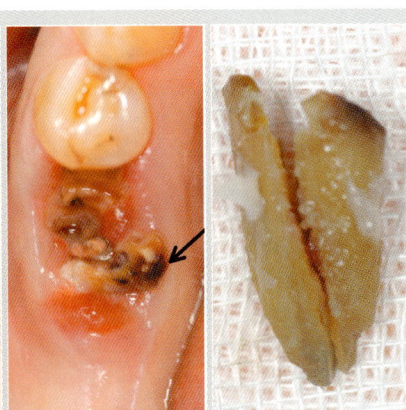

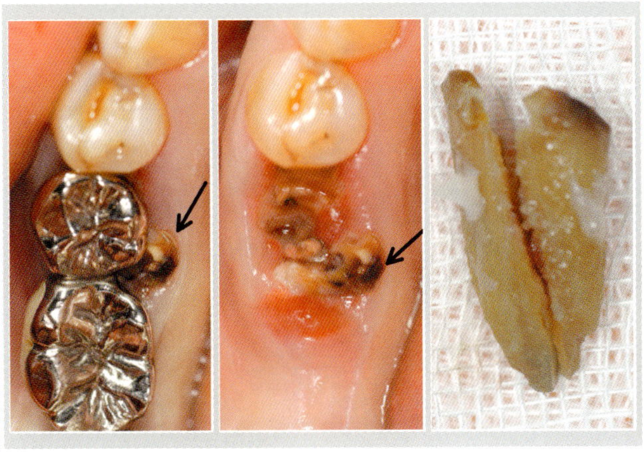

抜歯するとき ④転位歯

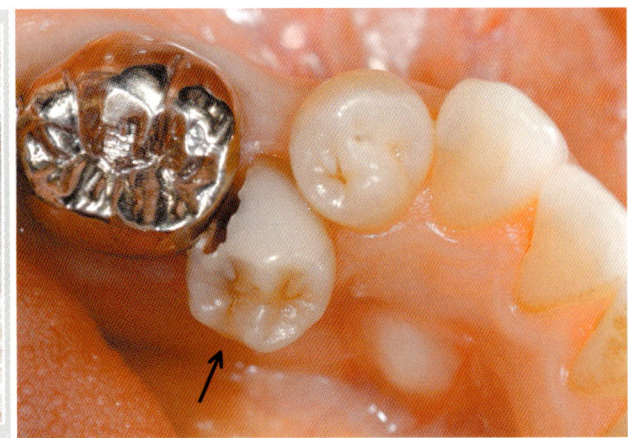

適応症

- 進行したむし歯で治療不可能な場合
- 進行した歯周炎で治療不可能な場合
- 歯根が破折している場合
- 隣の歯や周囲の組織に障害を及ぼしている埋伏歯，過剰歯，転位歯

抜歯適応の歯を抜歯しなかった場合のデメリット

通常，抜歯しなければならない歯をすぐに抜歯しなかった場合，炎症が進行します．つまり，痛みや腫れが起こったり，歯の周りの骨が溶けてきたりします．そうなった後で抜歯すると，治癒経過が悪くなったり，歯の欠損部分に人工歯を入れる場合に抜いた後の歯肉の形が悪くなるため，見た目や清掃性が悪くなったりします．

● **埋伏歯・過剰歯の抜歯**

歯の埋伏（**図e**）は，乳歯でみられることは少なく，ほとんど永久歯でみられ，とくに上顎前歯部や上下顎の小臼歯部で発生することが多い．また，正常な歯の埋伏に対し，過剰歯（余分な歯）の埋伏もあり，上顎の正中部に多く発生します（**図f**）．通常，埋伏歯の存在により，隣の歯の位置異常によるかみ合わせの障害や，前歯部ではとくに審美的障害がみられます．埋伏歯は基本的には抜歯の適応ですが，埋伏歯を抜歯するかどうかは，口腔の機能と審美性の回復，それにともなう病変の有無，さらに為害性の程度と外科的侵襲との得失を含めて十分に検討して決めていきます．

● **抜歯後の処置**

抜歯後，血が止まりにくかったり，歯肉が開いているようなときは糸で縫合することがあります．また，抜歯後の血餅を安定させ，治癒を促進させるため，コラーゲンを填入することもあります（**図g～i**）．

≫≫≫**埋伏歯・過剰歯**≫≫≫

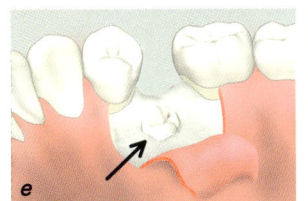

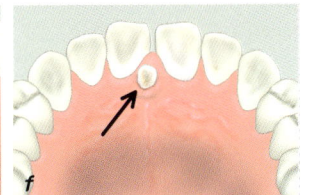

図e, f **e**：下顎第二小臼歯の埋伏．**f**：上顎正中部の過剰歯．

≫≫≫**早く治すために**≫≫≫

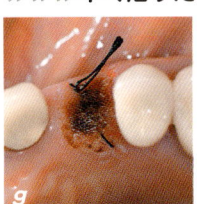

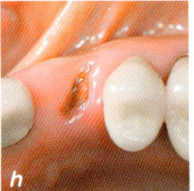

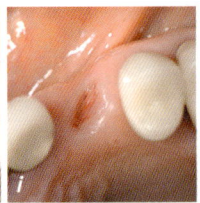

図g～i **g**：コラーゲン填入後にレーザーを照射しました．**h**：6日後．**i**：20日後．

3.4.2 親知らず（埋伏智歯）の抜歯

抜歯するケース 少しだけしかでてこない智歯

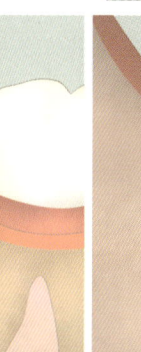

抜歯するケース 完全に埋まったままの智歯

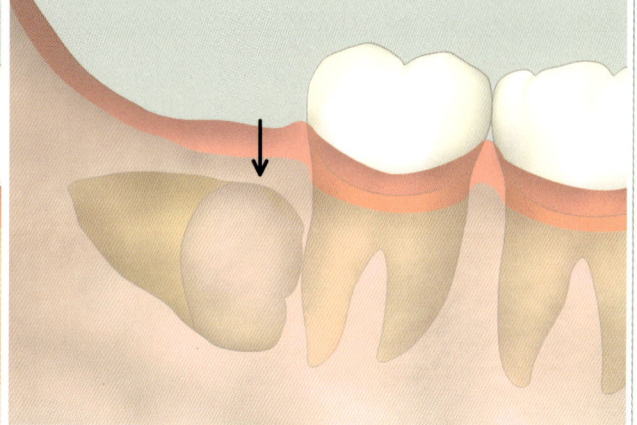

解説

智歯（親知らず）は，現代人では萌出するスペースがなく，埋まったままで出てこなかったり，出てきても少しだけで完全に出てこなかったりします．そのため，智歯周囲に炎症が起こりやすくなります．このように，下顎**埋伏智歯**（下顎に埋まったままの親知らず）は重症感染症を誘因するほか，顎の骨の骨折を誘因したり，**歯原性嚢胞**（のうほう）（歯が原因でできる袋状の病変）や**歯牙腫**（しがしゅ）（歯が原因でできる腫瘍の一種）の原因になったりします．また，顎関節症や，智歯の1つ前の歯がむし歯や歯周疾患に，なりやすくなったりします．

メリット	○：智歯周囲の歯肉の炎症による痛みや腫れから解放される ○：智歯が接している歯のむし歯や歯周病を予防する ○：智歯の萌出力（歯が出てこようとする力）による歯並びの悪化を予防する
デメリット	×：抜歯後，痛みや腫れをともなうことがある ×：智歯が深い位置に埋まっているときなどは個人医院で抜歯できない場合があり，大学病院などへの転院が必要な場合がある

●治療のめやす

抜歯時間は約20〜40分，局部麻酔を使用して行います．抜歯後に数回ほど洗浄などで来院していただきます．通常，抜歯後約1週間程度で糸取り（抜糸）を行い，あとは経過をみていきます．

●治療を受ける際のワンポイントアドバイス

腫れや痛みの対策は，投薬された薬を服用するとともに，冷やすことと，安静にしておくことです．冷やす場合は保冷剤をタオルに巻いて当てるか，冷却ジェルシートなどを貼るとよいでしょう．寝るときには頭を高くしたほうがよいでしょう．

≫≫≫抜歯のステップ≫≫≫

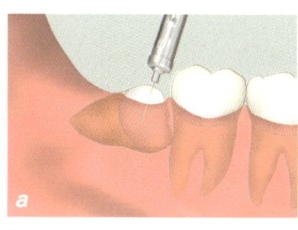

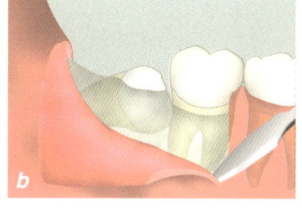

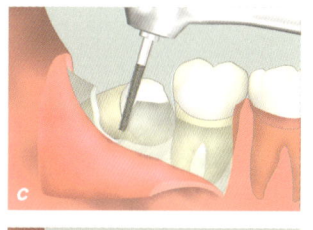

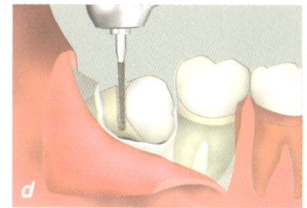

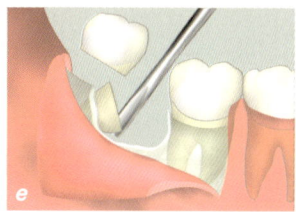

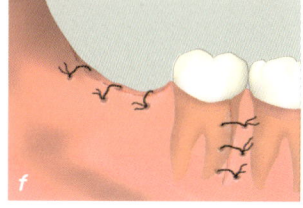

図a〜f　**a**：浸潤麻酔をします．**b**：歯ぐきを切開して埋まっている親知らずを露出させます．**c**：親知らずの周囲の骨を削ります．**d, e**：横になっている歯は分割して抜歯します．**f**：縫合します．

第3章　治療室

3.4.3 意外と知られていない全身疾患とお口の治療① 口腔内の小腫瘤

治療前 乳頭腫

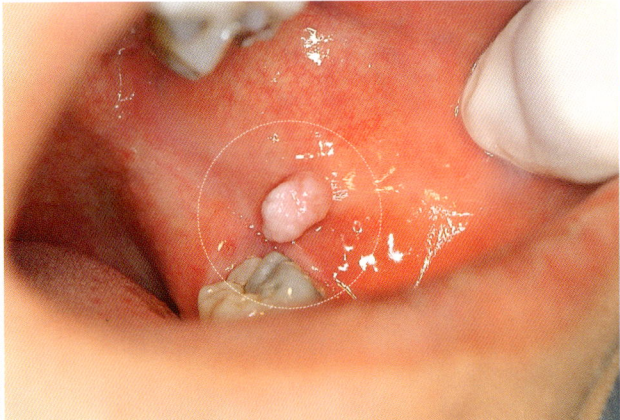

治療前 線維腫

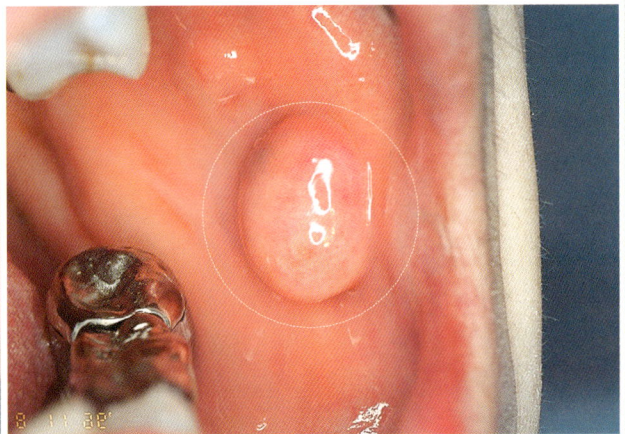

解説

　口腔軟組織（口唇，舌，頬粘膜など口の中の軟らかい部分）によくみられる腫瘤として，**乳頭腫**，**線維腫**，**粘液嚢胞**などがあげられます．いずれも粘膜表面から隆起し，乳頭腫は表面が粗造（ザラザラの状態）で顆粒状を呈しています．線維腫は有茎状（周囲組織と細くつながっている）またはポリープ状を呈しています．粘液嚢胞は小唾液腺口の中の随所にある唾液をつくるところ）から発生し，とくに下口唇に多くみられます．

● 治療を受ける際のワンポイントアドバイス

　ほかにも多くの良性腫瘍や悪性腫瘍が発生することもあります．

　良性腫瘍の場合，年単位の非常に長い経過を有するものがほとんどです．また，ほとんどが有茎性（周囲組織と細くつながっている状態）で，周囲組織との癒着がなく硬結（しこり）をともないません．表面性状は通常平滑で弾性に富んだものが多くみられます．

　これに対し発育の経過が月単位，週単位で増大するもの，硬結をともない周囲組織と癒着しているもの，広基性（周囲組織と広く大きくつながっている）であるもの，また，表面が凹凸不正なものの場合は，**悪性腫瘍**が考えられます．

　いずれにしろ鑑別が必要なので，口腔内に腫瘤がみられるときは一度かかりつけの歯医者さんに診てもらうことをお勧めします．

≫≫≫ ほかにもこんな小腫瘤が……≫≫≫

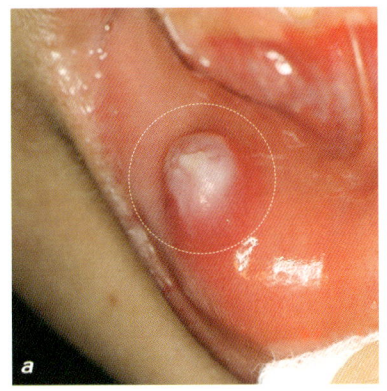

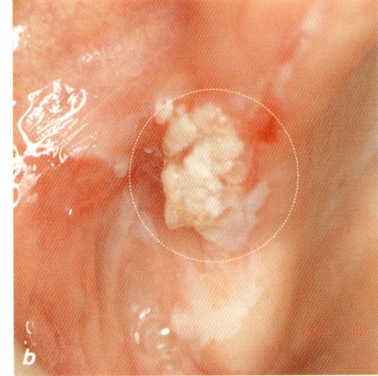

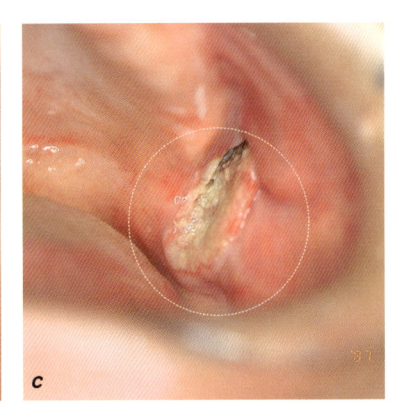

図a～c　a：粘液嚢胞．b, c：悪性腫瘍．※写真は（医）伊東歯科医院（熊本市）提供．

3.4 けがや口内炎などお口のさまざまな病気の治療室

3.4.3 意外と知られていない全身疾患とお口の治療② 粘膜の異常

治療前 口内炎

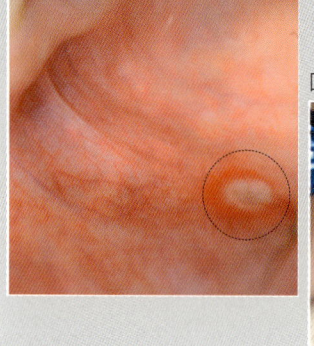

口内炎のレーザー治療

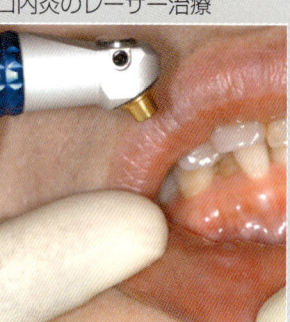

治療前 粘液囊胞（ガマ腫）

解説

口内炎の原因は，①お口の清掃不良，②歯や詰め物の尖った部分による粘膜の刺激，③体調不良や栄養障害，④ウイルス感染，などです．症状は口腔粘膜の発赤や潰瘍です．そのため，刺激性の食物がしみる，接触痛，会話がしにくい，飲み込み（嚥下し）にくくなります．通常は1週間前後で治りますが，全身疾患と関連がある場合もあり，治りにくいときや他にも症状がある場合は必ず受診しましょう．治療としては，ステロイド含有軟膏を塗ったり，レーザー治療などを行うとともに，お口を清潔に保ち，休養を十分にとりましょう．

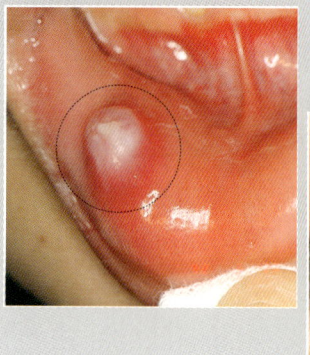

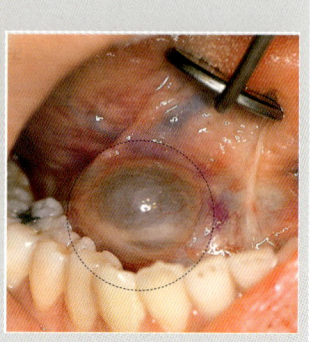

解説

唾液は，耳下腺，顎下腺，舌下腺という**大唾液腺**と，口の中の随所にある**小唾液腺**でつくられます．**粘液囊胞**は，顎下腺や舌下腺の唾液がでてくる管がつまったり，小唾液腺をかんだりしてできます．大唾液腺由来の粘液囊胞（**ガマ腫**）では舌の下あたりやあごの下あたりが腫れてきます．小唾液腺由来の粘液囊胞は下口唇によくでき，水泡状を呈したり，健康な粘膜に覆われた腫瘤として認められます．ガマ腫では囊胞腔（袋状の病変）を口腔内に開放する開窓術が主に用いられ，小唾液腺由来の粘液囊胞では囊胞と小唾液腺の摘出を行います．

》》》》唾石症》》》》

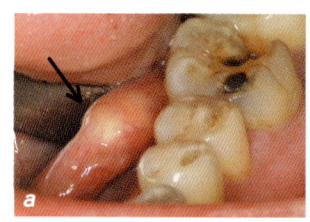

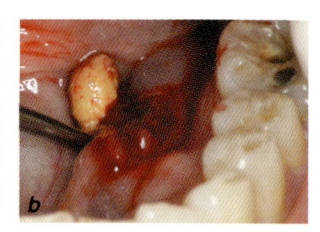

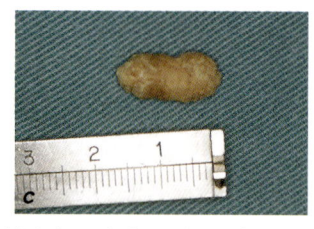

図a〜c 唾石症（**図a**）．**唾石**は唾液腺やその導管（唾液腺でつくられた唾液が口の中までとおってくる管）の中にできる結石です．唾石は増大にともなって唾液の排出障害を起こし，唾液腺の腫れと痛みを引き起こします．自然排出することもありますが，通常は唾石の摘出を行います（**図b, c**）．

》》》》粘液囊胞治療のステップ》》》》

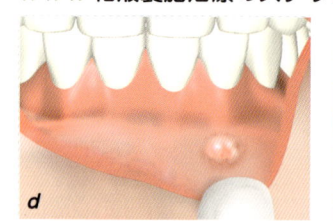

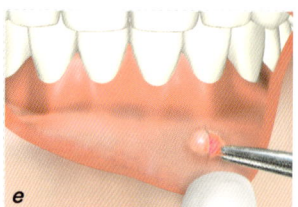

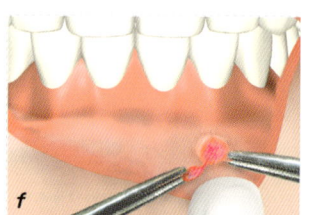

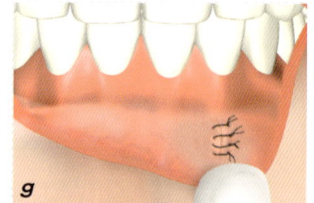

図d〜g **d**：浸潤麻酔を行います．**e**：切開します．**f**：囊胞に密着している小唾液腺とともに摘出します．**g**：縫合します．

第3章 治療室

3.4.3 意外と知られていない全身疾患とお口の治療③ 骨の異常・炎症

治療前 骨隆起

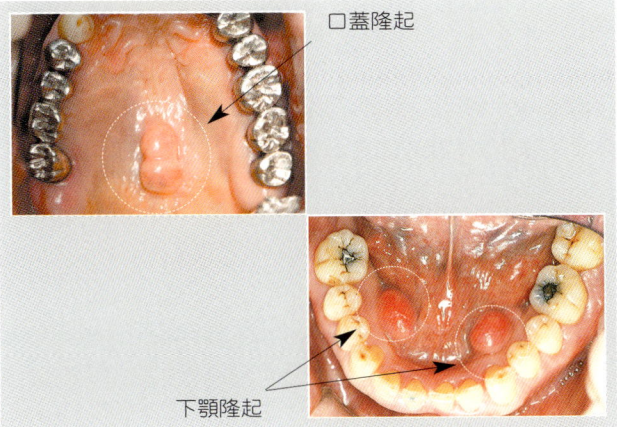

口蓋隆起

下顎隆起

治療前 膿瘍（炎症）

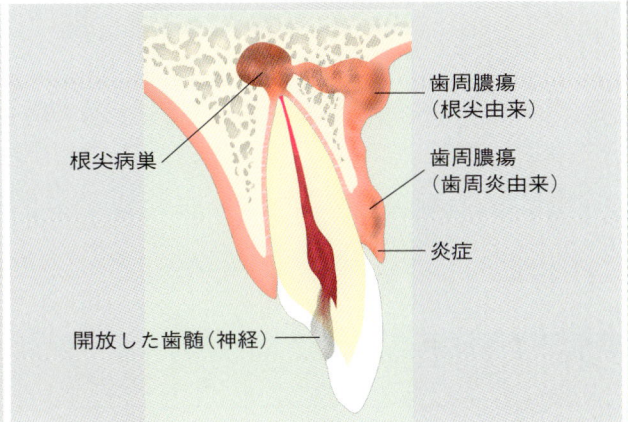

根尖病巣

歯周膿瘍（根尖由来）

歯周膿瘍（歯周炎由来）

炎症

開放した歯髄（神経）

解説

骨隆起は，骨が過剰に形成されたもので，腫瘍ではありませんが，腫瘍のように骨が膨隆してゆっくりですが増大してきます．下顎隆起と口蓋隆起とよばれるものがあり，**下顎隆起**は下顎の舌側の小臼歯部を中心に左右対称性にでき，時には前歯部や大臼歯部まで発育することもあります．**口蓋隆起**は，硬口蓋の正中にでき，ほとんどの場合左右対称性にできます．発育は緩慢で機能障害も起こさないため積極的な治療の対象とはなりませんが，義歯の装着の障害となるときや，食事やブラッシングにより粘膜が傷つきやすいときには除去を行います．

解説

膿瘍とは組織のなかにウミが限局してたまった状態で，通常，化膿性の炎症が慢性に移行するときに形成されます．膿瘍ができると口腔粘膜が発赤し腫れて，炎症により痛みをともなうことがほとんどです．進行したむし歯の放置や歯内治療後の炎症（☞p61, 62）から起こる根尖由来や，歯周炎・智歯周囲炎などの歯周炎由来がほとんどですが，外傷の二次感染や口腔内の小手術後の術後感染から起こることもあります．処置としては切開してウミを出しますが，切開には適当な時期があり受診時がその時期とは限らず，抗生物質を投薬後に時期を待って切開することもよくあります．

≫≫≫骨隆起の治療のステップ≫≫≫

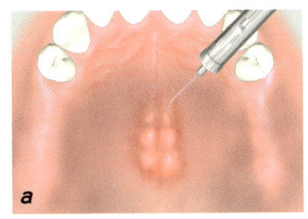

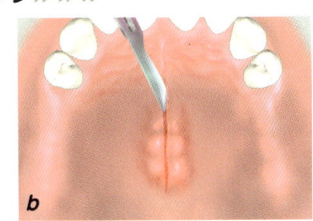

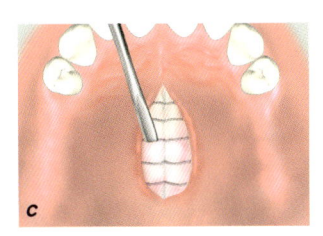

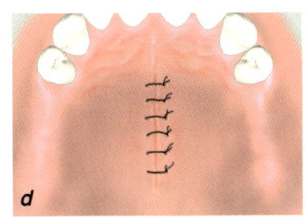

a　b　c　d

図a〜d　a：浸潤麻酔を行います．b：切開剥離します．c：骨隆起を除去します．d：縫合します．

≫≫≫膿瘍の種類≫≫≫

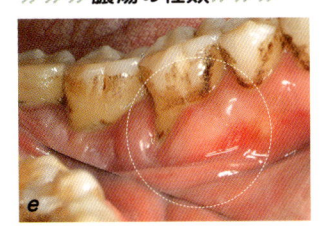

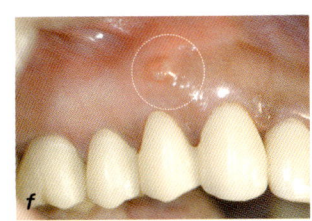

e　f

図e, f　e：歯周炎由来の膿瘍．f：根尖由来の膿瘍．

3.4.4 お口のけが（外傷）

治療前 交通事故により骨折，歯が脱落しました

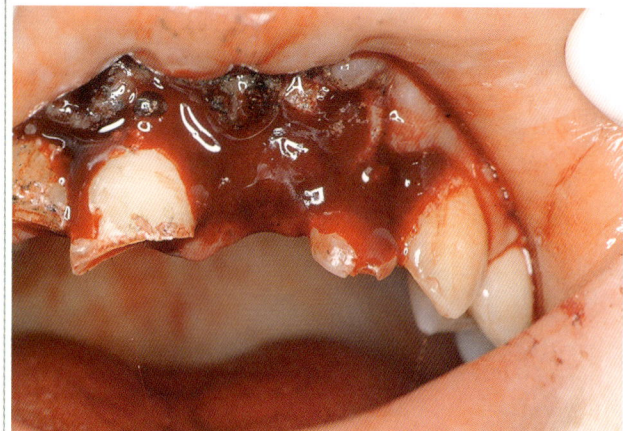

治療後 骨折・脱落部位にインプラント治療をしました

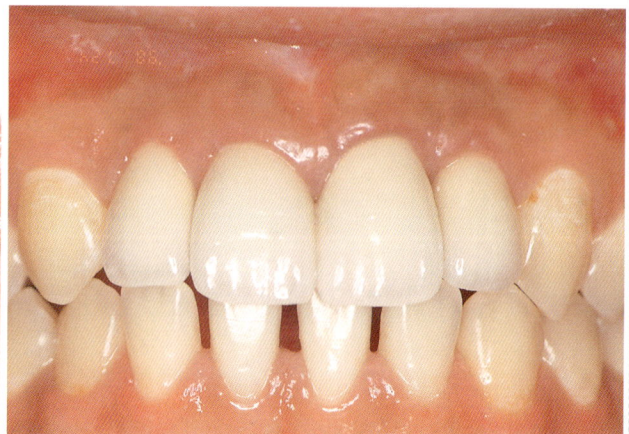

解説
口腔外科領域の外傷を大別すると，①軟組織の外傷，②歯の外傷，③歯槽骨骨折に分けられます．それぞれが単独に起こることは少なく，いくつか併発することがほとんどです．

①軟組織の外傷

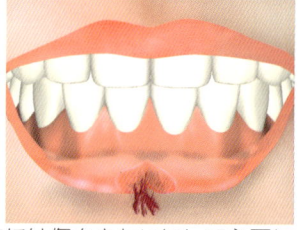

▼軟組織の外傷は，傷を受けた原因や状況，出血の程度，傷の状態，周囲組織の損傷の程度や傷表面の汚染度，異物の迷入などを考慮して治療を行います．基本的には傷をきれいにして必要に応じた傷の縫合を行います．

③歯槽骨骨折

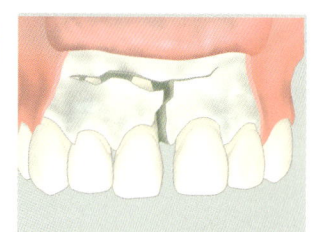

▼歯槽骨骨折は，歯が固定されている顎骨の歯槽突起という部分に限局した骨折で，臼歯部より前歯部に多くみられます．原因としては，交通事故，転倒，殴打などがあります．受傷時の力の方向や大きさによっていろいろな状態を呈します．処置は，外傷歯の保存を第一に，脱臼・脱落歯の処置と同時に骨折部を整復し，必要に応じて適切な固定を行います．

②歯の外傷

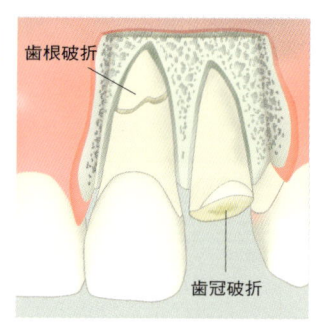

歯根破折
歯冠破折

▼歯の外傷は，**破折**と，歯を固定している骨から歯が抜け落ちたり抜け落ちそうな状態になっている**脱臼**に分けられます．
　破折には歯冠の部分が折れる**歯冠破折**と，歯根の部分が折れる**歯根破折**があります．
　脱臼には歯がぐらぐらしている状態の**不完全脱臼**と，抜けた状態の**完全脱臼**があります．
　外傷歯の処置は，受傷前の歯の状態，損傷程度と損傷部位，合併損傷などを考慮して行います．

>>>> **けがをしたときのワンポイントアドバイス** >>>>

ケガをして歯が抜け落ちても，抜けた歯を再度植えて元のように使用できるようにできる場合があります．ですから，抜け落ちた歯はできるだけ探して歯科医院にもって行きましょう．その際には，**生理食塩水**や**牛乳**の中に入れて乾燥しないようにしましょう．牛乳などがないときには**口の中に含んで**もってきてもよいのですが，誤嚥（まちがって飲み込むこと）に注意しましょう．

3.4.5 コラム 全身疾患と口腔内の症状

　お口の粘膜には，お口の粘膜固有の病変のほかに，皮膚疾患と関連のある病変（図1a，b）や，全身的な疾患が存在する場合の部分症状として病変が現れることがあります．お口の粘膜に生じる病変には，お口に限局した先天性異常性の発育異常や症候群の部分症状，ウイルス・細菌などの感染症（図2），血液疾患など，その原因は非常に多彩ですが，いくつかの例をあげてみます（右表）．

　他にも多くの病変の初発症状や部分症状としてお口の粘膜に症状がでてきますが，特徴的な症状が少なく，多くは赤い斑点，白い斑点，水疱，潰瘍などの症状ですので，お口の中に異常を感じたら歯医者さんで早めにみてもらいましょう．

　またお口は，がんを直視して診断できる数少ない部位で，異常を感じて早めに受診されると初期段階で治療できます（図3，4）．

　お口のなかは自分でも見ることができる部位です．おかしいなと思ったら早めに受診してみてもらいましょう．

お口の粘膜に部分症状が現れる全身疾患の例

1．水痘
お口の粘膜に小水疱（小さな水ぶくれ）がつくられた後，破れてアフタ（円形で周囲に炎症をともなう口内炎で強い痛みをともなう状態（☞p54）様の小潰瘍となりやすい

2．麻疹
お口の粘膜が一様に発赤し，とくに臼歯部の頬粘膜にコプリック斑とよばれる白い斑点ができます

3．手・足・口病
数個の小水疱をつくり，破れるとアフタ性潰瘍になります

4．ベーチェット病
お口の粘膜に数個の難治性の再発性のアフタ性潰瘍をつくります

5．白血病，紫斑病，血友病などの血液疾患
お口の粘膜からの出血があります

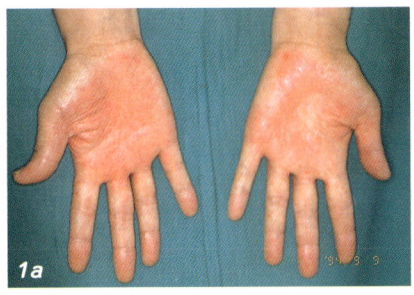

図1a，b　金属アレルギー（掌蹠膿疱症）．

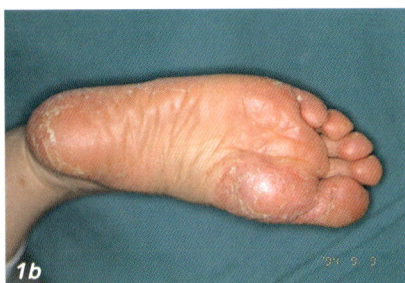

図2　ウイルス性口内炎．

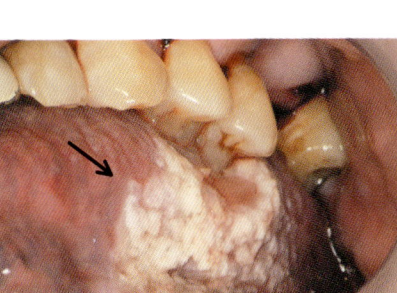

白板症・扁平苔癬は前癌病変（癌に変化する可能性がある病変）です．
※写真は（医）伊東歯科医院（熊本市）提供．

図3　白板症．

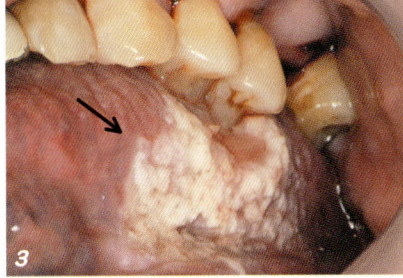

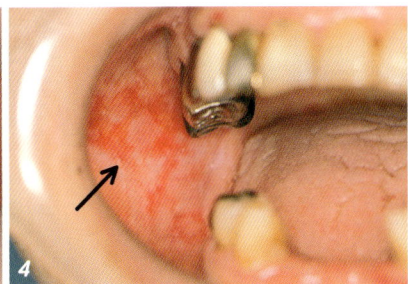

図4　扁平苔癬．

3.5 むし歯の治療室（保存修復治療室）

治療前 メタルの修復物でむし歯を修復

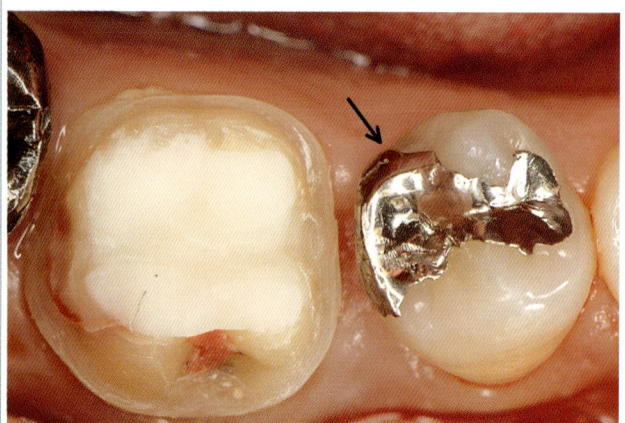

治療後 同部位を審美的な材料で修復

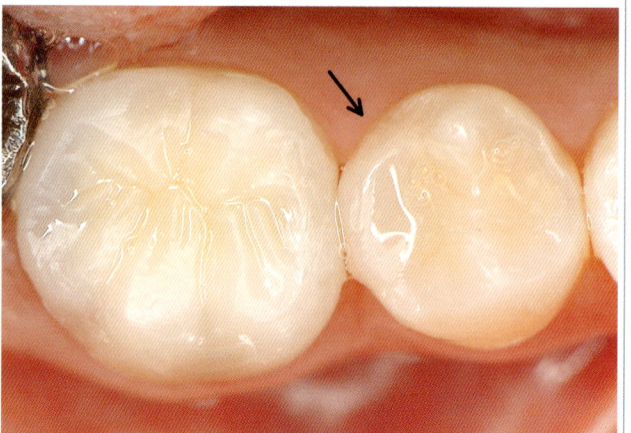

解説 むし歯といってもごく初期のCO(要観察歯)とよばれるものであれば，削らずとも**予防処置**などによる**再石灰化**でその進行をくい止めることができます．ところがさらに進行し，明らかなう窩(むし歯による欠損・穴)ができた場合，いわゆるC1～C4のむし歯になると，積極的な治療(むし歯を削っての処置)が必要になってきます．この章ではむし歯の進行に合わせた治療法について説明していきます．

比較的初期のむし歯(C1～C2)では，歯の神経(歯髄)を残したまま，むし歯を取り除き詰め物をします(**充填・修復処置**)．むし歯の大きさにより，その修復法は異なってきます．

さらに進行した重症なむし歯(C3～C4)では神経の処置(**抜髄治療**)が必要となります．また，以前神経の治療をした歯でも，経過が悪く再治療(**感染根管治療**)となる場合もあります．その場合，神経の処置後に土台をつくってクラウン(冠)をかぶせなければなりません(☞p63)．

ところで近年，充填・修復治療のコンセプトが大きく2つの点で変わりつつあります．

まず1つ目は，予防歯学や接着技術(人工的な詰め物を歯の表面に接着させる技術)の進歩により，**ミニマルインターベンション**(minimal intervention：MI，健全歯質を削る量を最小限に抑えたむし歯治療)という概念が広く歯科医療に取り入れられてきているということです．むし歯の進行は歯内深部の象牙質層で大きく拡がっています．それを確実に取り除くためには表層の健全な歯質をある程度削り取る必要があります．その削る量をできるだけ少なくして歯の保護に努めようというものです．

2つ目は，より**審美的**な治療結果が要求されてきているということです．接着技術や修復材料の進歩でより信頼度の高い審美修復が可能となってきていますし，アレルギーのことも考えるとメタルフリーで行う審美修復のほうがより体にやさしい治療ともいえます．

≫≫≫ミニマルインターベンションのコンセプトに基づいた最小限の歯質削除による充填修復治療≫≫≫

図a～c **a**：隣の歯と接した部分から内部で拡がっているむし歯が黒く透けてみえています．**b**：必要最小限の歯質を削ってむし歯を取り除いていきます．**c**：コンポジットレジンによる接着修復で治療しました．

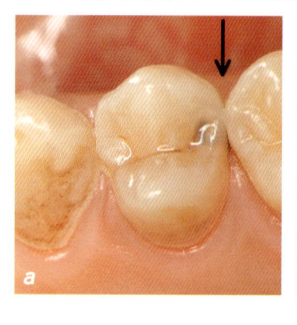

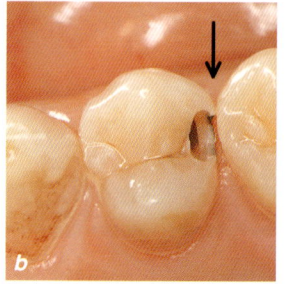

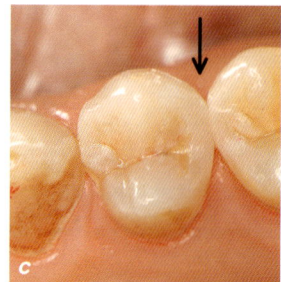

第 3 章　治療室

3.5.1 直接詰め物をする（直接充填修復）

治療前 隣接面からむし歯が拡がっています

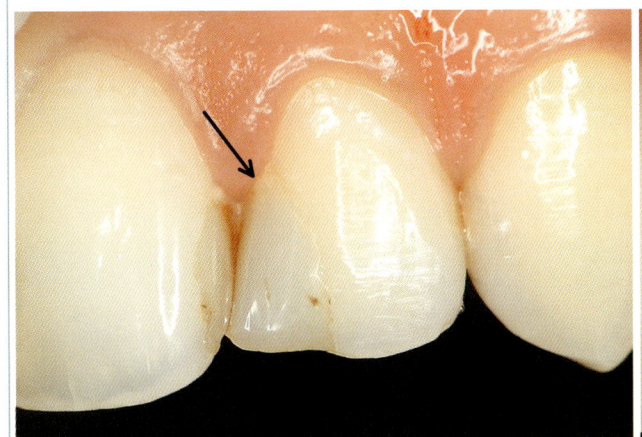

治療後 コンポジットレジンで修復しました

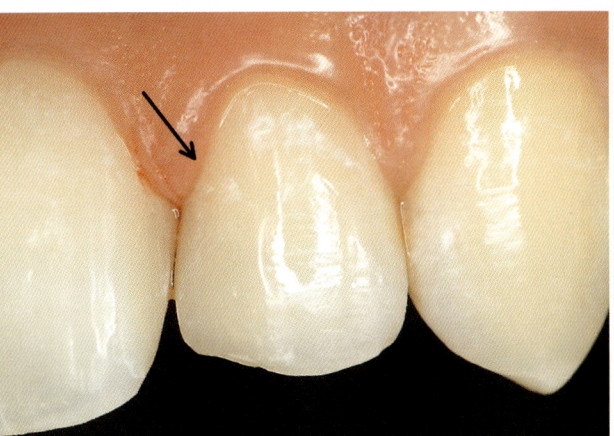

解説　ごく初期のむし歯（CO）であれば予防処置とプラークコントロールで**再石灰化**による治癒が期待できますが，ある程度以上進行したものはむし歯に感染した部分を削って取り除く治療をしなければなりません．むし歯を含め必要最小限な歯質だけを削り取り，その後**レジン**（歯科用プラスチック）・**セメント**・**金属**などの詰め物で元どおりの形に修復していきます．なかでもレジン治療は，歯質接着性（歯と詰め物の接着力）・材料強度の向上，治療後の審美性向上により，その応用範囲が広がりつつあるようです．

メリット	○：歯を削る量が最小ですむ ○：治療期間が短くてすむ ○：治療費が比較的安価ですむ
デメリット	×：大きなむし歯・欠損部にはやや不向き ×：ダイナミックに歯の形を変えるような場合は不向き ×：セラミック治療ほどの表面のきれいな仕上がりは期待できない ×：セラミックや金属に比べて強度的にやや劣る ×：時間が経つと変色・着色しやすい

● **治療を受ける際のワンポイントアドバイス**

　歯肉に炎症があり出血しやすい場合は，治療の仕上がりや長持ちが極端に悪くなります．しっかりプラークコントロールを行い，歯肉が引き締まった状態で治療を受けるよう心がけましょう．また，材料によっては保険適応外になる場合もあります（☞p31）．

適応症

▼前歯部：部分的なむし歯であれば**直接充填修復**できれいに治ります．
▼臼歯部：比較的むし歯の範囲が小さくかみ合わせにあまり関係しない部分であれば**直接充填修復**で治療可能です．

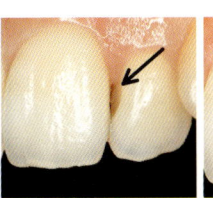

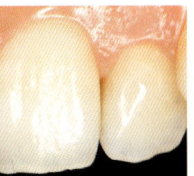

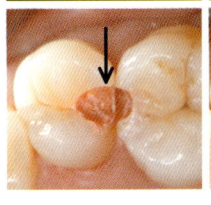

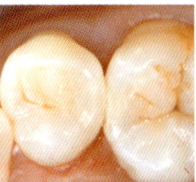

≫≫≫治療のステップ≫≫≫ ※治療回数 1～2 回

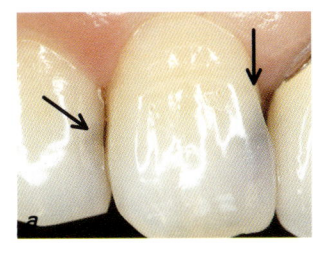

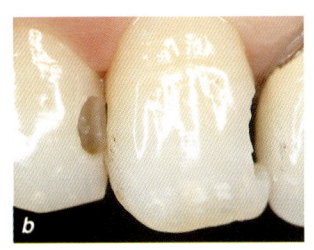

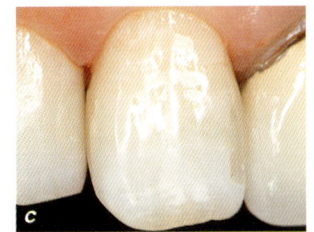

図 **a**～**c**　**a**：むし歯が内部で進行しているため，黒ずんでみえます．**b**：むし歯を削り取った状態です．**c**：コンポジットレジンで充填修復しました．

3.5 むし歯の治療室

3.5.2 型をとり詰め物をつくって後日詰める(間接法修復／インレー・オンレー)

治療前 臼歯部隣接面の大きなむし歯

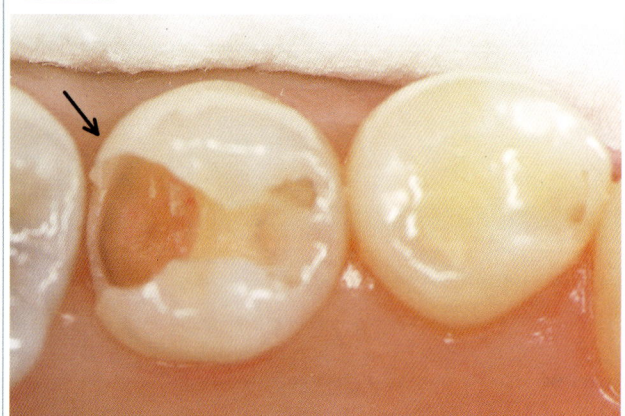

治療後 ハイブリッドセラミックインレーで修復

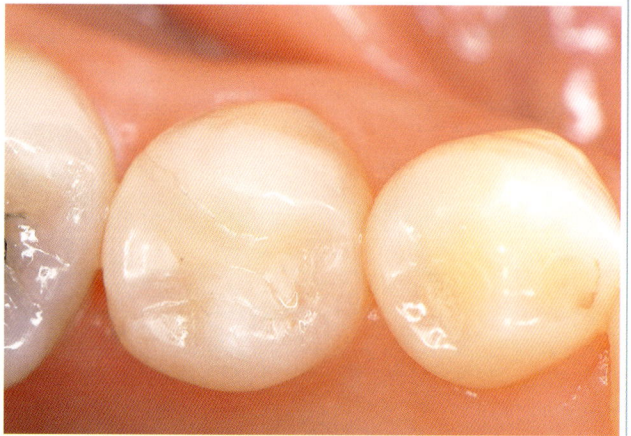

解説

ある程度むし歯の範囲が大きくなると，強度や技術的な問題から直接充填修復では対応できなくなります．そのような場合は，**間接法修復**で，むし歯を含めやや広範囲に歯を削って，その型をとり技工操作で詰め物を製作します．詰め物の材料は**金属**や**セラミックス**，**ハイブリッドセラミックス**などがあります．

メリット	○：口の外で製作するので，歯の形態や色の再現がしやすい(比較的大きなむし歯が適応となる)
デメリット	×：実際のむし歯よりも広い範囲で歯を削らなければならない ×：治療回数が2回以上かかる ×：治療期間も技工物製作期間の分，長くなる

●治療を受ける際のワンポイントアドバイス

右表①や②などの金属修復物は治療直後，多少なりとも冷水痛などの症状がでる場合が多いようです．通常数週間〜数か月で症状は治まっていきますが，治まらず神経の処置が必要になってくる場合もありますので，症状が増悪傾向にある場合は主治医に早めに相談しましょう．

詰め物の代表的な材料とその特徴

材料	特徴	保険適応
①保険適応金属	腐食・金属アレルギーなどの問題が起こりやすい．金属色が目立つ(審美性に劣る)．	○
②ゴールド	腐食・金属アレルギーなどが①に比べ極めて起こりにくい．金属色が目立つ(審美性に劣る)．適合精度にすぐれている．	×
③セラミックス	歯と同様の色で目立たない(審美性にすぐれている)．腐食・金属アレルギーの心配がない．	×
④ハイブリッドセラミックス	歯と同様の色で目立たない(審美性にすぐれている)．腐食・金属アレルギーの心配がない．	×

》》》治療のステップ》》》 ※治療期間は技工物製作期間があるので1〜2週間程度．治療回数2〜3回．

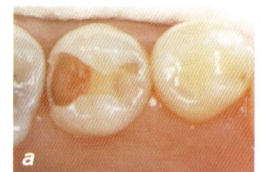

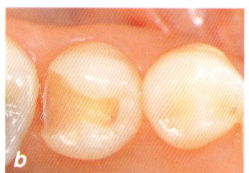

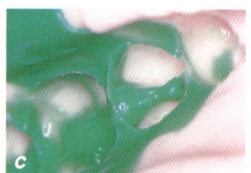

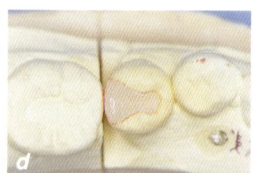

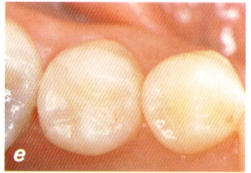

図a〜e　**a**：来院時(治療前)．**b**：むし歯を除去して型がとれるように歯を削合したところ．**c**：寒天やシリコンで型をとります．**d**：石膏模型の上で歯科技工士が詰め物(インレー)を製作します．**e**：口の中に装着したところです．

第 3 章 治療室

3.5.3 神経をとる（抜髄治療）

治療前 大きなむし歯が神経まで到達しています

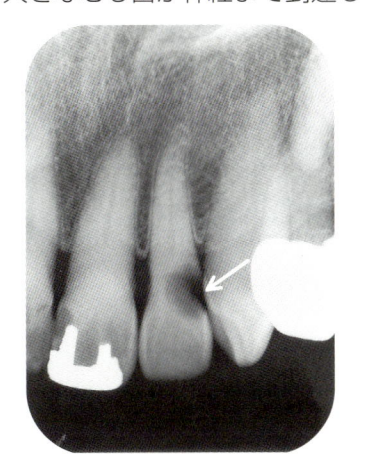

治療後 根管内に防腐剤が詰められています

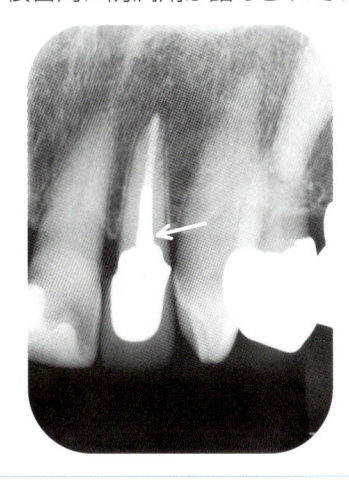

解説

むし歯が**歯髄**（歯のなかの神経）まで達した場合やさまざまな原因により強い痛みをともなう場合，**抜髄**（歯髄を取り除く）**治療**が必要となります．もっともスタンダードな治療法は，歯根の先端部までの歯髄をほぼ完全に取りのぞき，そのスペースを無菌状態で緊密に専用の詰め物で封鎖します．神経を取った後の歯は健全歯に比べ強度が劣り，割れやすくなるので，金属クラウンやセラミッククラウンなどで治療後に強度を増す必要があります．抜随治療はその歯のこれからの運命を左右する大切な基礎治療でもあります．治療を中断するとむし歯の急速な進行や根管から顎の骨への感染を起こし，その後の治療を難しくするばかりでなく，抜歯など取り返しのつかない結果になることもあります．痛みがなくなったからといって決して油断せず治療を最後まで続けましょう．

●治療を受ける際のワンポイントアドバイス
①痛みやむし歯がない歯でも治療プランのなかで便宜的に抜髄治療が必要になる場合もあります．
②抜髄治療中は痛みが一時的に強くなることもあります．
③お薬が外れたりした場合は速やかに主治医のもとに行くようにしてください．
④治療途中でやめると**感染根管**に悪化・移行し，治療期間が長引き，ひどい場合は抜歯が必要になることも．

適応症

▼根尖部に透過像が認められる
▼歯髄まで達する深いむし歯
▼激しい自発痛・咬合痛・冷温痛など自覚症状がある

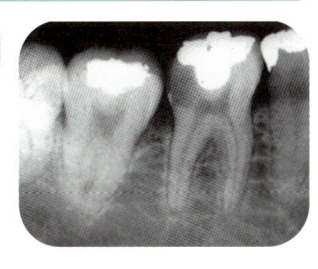

≫≫≫治療のステップ≫≫≫

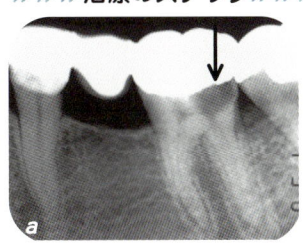

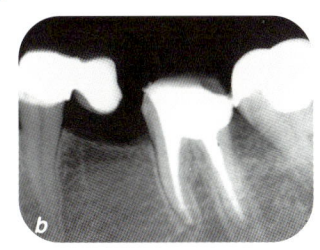

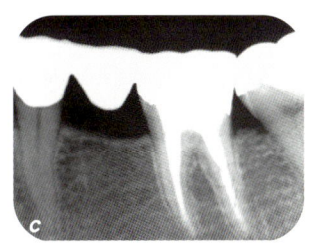

図 a～c **a**：奥歯がズキズキ痛むとのことで来院．ブリッジを支えている大臼歯に歯髄まで達する大きなむし歯があります．
b：ブリッジを除去し抜髄治療を開始，終了したところです．歯冠部の崩壊がひどいことから金属の土台による補強が必要です．
c：治療終了後．ブリッジを装着して 5 年経過したところです．歯根の先端の病変もなく経過良好です．

3.5 むし歯の治療室

3.5.4 腐敗した根の治療（感染根管治療）

治療前 以前治療した歯根の先端部に陰影がある

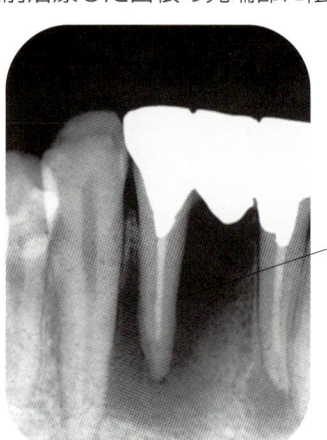

化膿して骨が広範囲に溶けています

治療後 歯根の先端の陰影は消失して正常な状態に

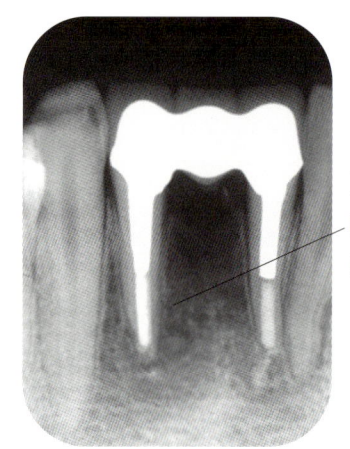

正常な骨が再生しました

解説

むし歯の進行や細菌の侵入などによって顎の骨の中にウミが溜まった場合や，打撲などで歯の神経が死んだ場合などの歯根の治療を**感染根管治療**といいます．自覚症状がある場合もありますが，無症状のまま慢性的に進行することも多く，そのような場合は歯科医師から指摘されて治療開始となります．治療としては根管内部の汚染・感染部分を取り除きながら洗浄や消毒を繰り返していきます．そして根管内の状態やエックス線写真などから治癒状態を判定し，再度根管を封鎖し，治療完了となります．

● 治療を受ける際のワンポイントアドバイス

感染根管治療を開始するとそれまでなかった痛みや腫れが一時的に起こることはしばしばあります．また，治療期間も**抜髄治療**に比べるとかなり長くなります．また病態によっては通常の方法で治りきらない場合もあり，そのような場合は小手術で歯根の先端を切除したり，歯根を部分的に取ってしまったり，再植術などを行います．それでも治りきらない場合は抜歯しなければなりません．

≫≫≫ 1．歯根嚢胞（大きな膿の袋）≫≫≫

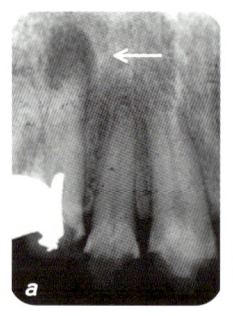

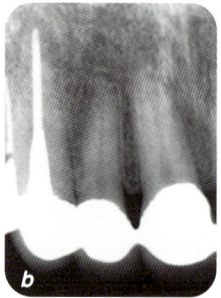

図 **a**，**b** 犬歯の根尖部に大きな膿の袋ができています．感染根管治療後6年の間，再発もなく経過良好です．

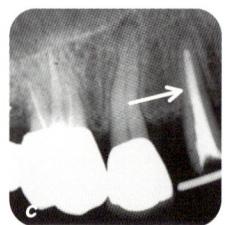

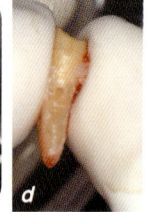

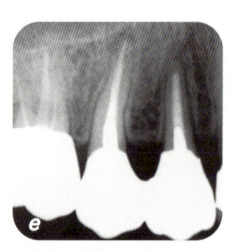

≫≫≫ 2．再植治療 ≫≫≫

図 **c～e** 歯根に穴があいて，通常の感染根管治療ではなかなか治らない難症例．**d**のように一度抜歯して直接穴をふさぎ，その後もとの位置に歯を戻します．術後2年経過後ですが経過良好です．

≫≫≫ 3．エックス線像からは抜歯？というような症例 ≫≫≫

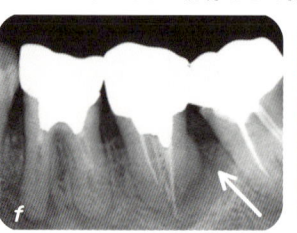

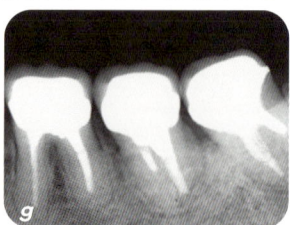

図 **f**，**g** 矢印の部位の骨がとけている原因が歯周病によるものであれば抜歯の適応ですが，原因が根管内にあったため，感染根管治療で完治しました．

3.5.5 歯の土台づくり（コア，支台築造）

治療前 クラウン（冠）を除去して再治療すると，レジンコアと歯質の間からむし歯が進行しています．

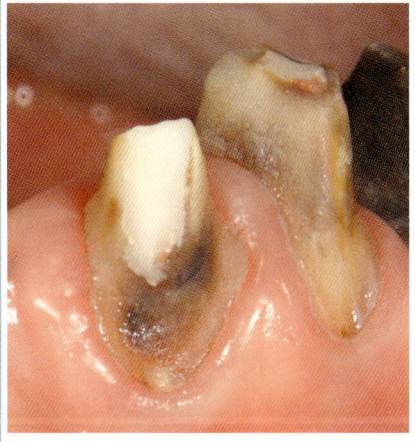

治療中 むし歯を除去した後，歯質が薄く破折しそうな部分はあらかじめ削ります．この状態で金属のコア（土台）の型どりをします．

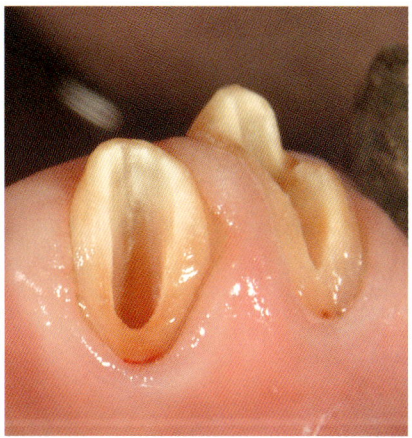

治療後 金属のコアを装着して形を整えた状態．後日，型をとってクラウンをかぶせます．

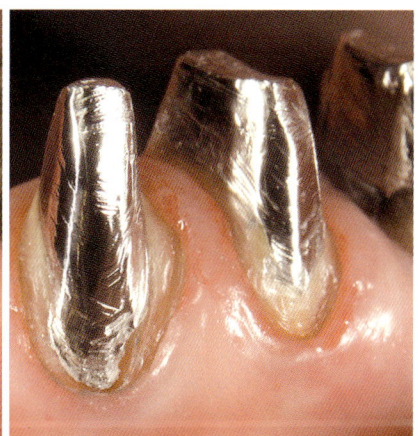

解説

抜髄処置や感染根管処置で最終的にクラウン（冠）をかぶせる場合，まずその土台づくり（**コア・支台築造**）をしていきます．土台づくりにはお口の中で直接つくる方法と，型をとって技工操作で土台をつくって後日装着する方法とがあります．どの方法を選択するかは，残っている歯の状態や最終的にかぶせるクラウンの種類などによって歯科医師が決定します．その使用する材料により**レジンコア**，各種**金属コア**，**ファイバーコア**などがあります．一部の金属コアやファイバーコアは保険適応外です．

● 治療を受ける際のワンポイントアドバイス

最終的なクラウンがスッと装着できる形態を想定し，歯を削合していきます．むし歯に感染した部分はもとより，後にかみ合わせの力がかかったとき，耐えきれず破折を起こしそうな薄く脆弱な部分は，この時点であらかじめ削り取ってしまいます．その結果，ほとんど歯が残ってないのではないかと思うくらいに，歯のサイズが小さくなりますが心配なさらないでください．

≫≫≫ 治療のステップ ≫≫≫

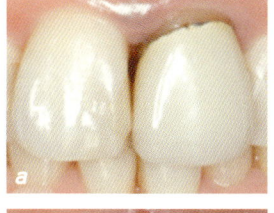

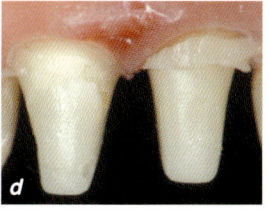

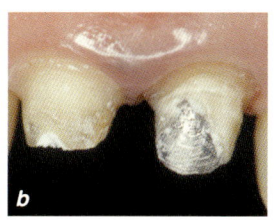

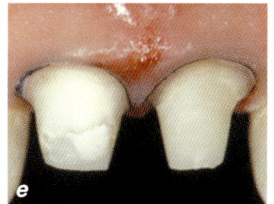

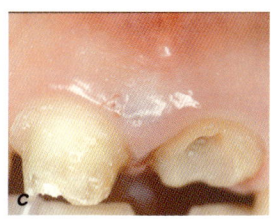

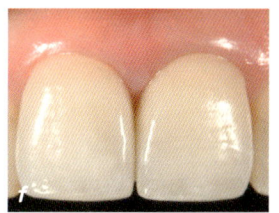

図 a〜f　a：初診時，前歯2本が前方に傾斜しているので（出っ歯），引っ込めて欲しい（審美的改善）というのが主訴です．**b, c**：神経の治療終了後．歯の方向を大幅に変更するので結果的にたくさん歯を削らなければなりませんでした．**d**：ファイバーポストとレジンコアで土台づくりを行いました．**e**：形態を整えて最終的なクラウン（この場合はオールセラミッククラウン）の型をとります．**f**：オールセラミッククラウンを装着しました．

3.6 歯肉の治療室（歯周治療室）

治療前 典型的な歯周病の症状です

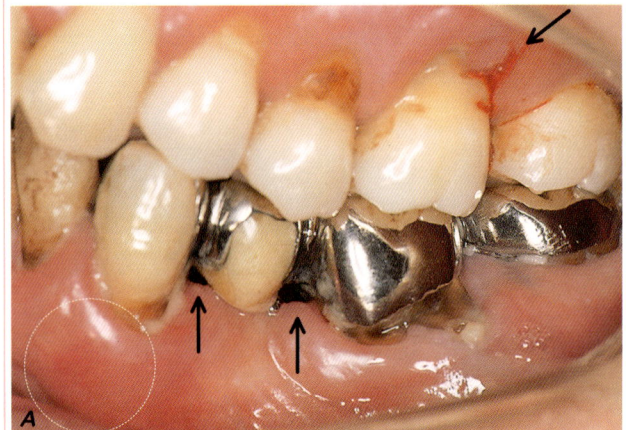

治療後 歯周治療終了時

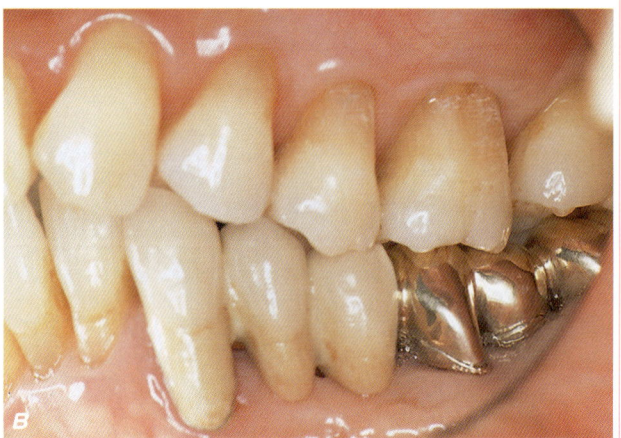

解説 写真Aでは歯肉が赤くなり，出血やウミがみられます．また歯肉が下がり，歯と歯の間の隙間が広がっています．歯がグラグラしてきて臭いもしてきます．こうなってはじめて歯周病の自覚がでてくることが多いのです．

写真Bは治療後です．引き締まった歯肉に注目してください．出血やウミもなくなり健康的な歯肉の状態です．

●歯周病の多くは慢性的で無症状

歯周病の大きな問題点は，多くの場合で慢性的にしかも無症状に進行していくことです．したがって，気がついたら「急に歯がグラグラしてきた」「歯が長くなり隙間が空いていた」「歯並びが悪くなっていた」「歯肉が赤くなり臭いがしてきた」などとあたかも急に悪くなってしまったように錯覚してしまいます．一見素人目には悪いように見えなくても，歯周病の検査を定期的に受けるよう勧められるのはこのためです．

●急激に進行する歯周病もある

歯周病には急速に進行するタイプ・時期も存在します．このようなケースでは急激な変化が起こって本人も自覚しやすいため，比較的早期に発見されます．しかし，このような急速に進行するケースではよほど心して治療にかからないと進行をくい止めることができません．ちょっと油断すると一気に**骨吸収**（歯を支える骨がなくなること）していきます．しばしば30代前半〜半ばにしてほとんどの歯がグラグラして抜けてきそうな状況を呈することもあります．平均寿命が80歳前後になった現在，30代前半で多くの歯を失うと残りの50年近く，不自由な生活を強いられます．このような事態はぜひ避けたいものです．

●急性炎症を起こさないように

人は誰でも年齢とともに歯槽骨がわずかずつ吸収します．また歯肉もわずかずつではありますが下がっていき，高齢になると若い頃よりも長い歯になっていきます．歯周病に罹患した状況においてはそれがさらに速く進行していくのです．とくに**急性炎症**（急に歯肉が腫れたり痛んだりすること）を起こしたりすると骨吸収が加速されます．「歯肉が腫れたり痛んだりしたけど2〜3日で治った」とよくいわれますが，むし歯と同様に歯肉の病気では原因が解決されなければ治ることはありません．この点はカゼをひいたときとは根本的に違うのです．多くの場合炎症が治まったときは「治った」というよりも「急性炎症」が「慢性化した」とみなすべきでしょう．したがって一度歯科医院で検査して原因を特定することも重要です．

●歯周病を改善するには？

歯周病の治療は現在かなり進歩してきています．初期から中程度の歯周病ではきちんと治療をすればかなりよくなりますし，重度の歯周ポケットや骨吸収をきたした状況でも**再生療法**などで改善できるケースも多々あります．前向きな姿勢で治療を受けて現在の状況をできるだけ改善したうえで，再発あるいは悪化しないよう**予防**する方向へ考えるとよいでしょう．

3.6.1 初期の歯周病の治療

治療前 歯肉に炎症が起こり発赤・腫脹とともに、裂開もみられます

治療後 歯みがきの徹底と歯石の除去で、歯肉がきれいに

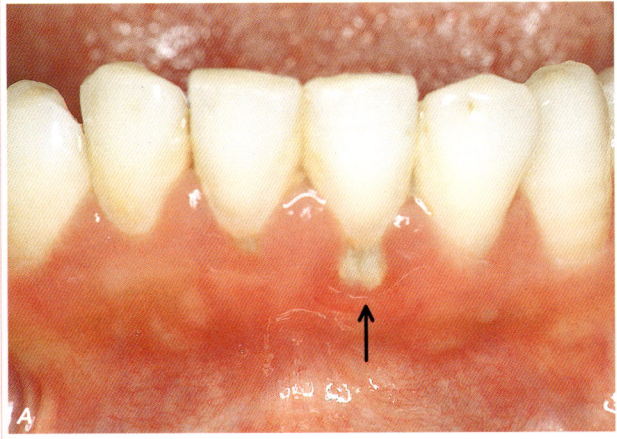

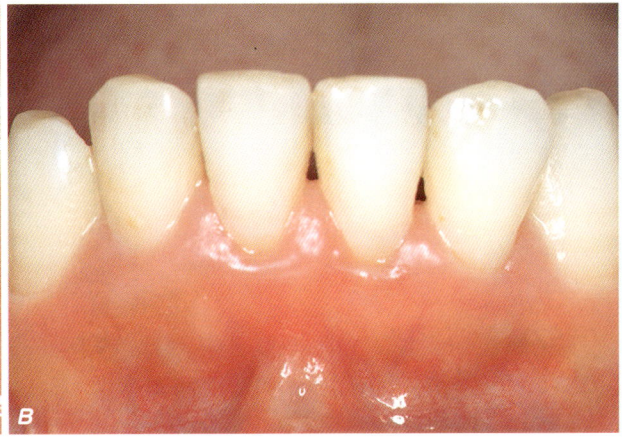

解説

「歯肉に軽度の炎症があり、歯ブラシなどで出血するが、痛みや腫れがなく自覚症状はほとんどない」という状態を放置しておくと、歯と歯肉のあいだの封鎖がこわれ、いわゆる**歯周ポケット**とよばれる隙間ができてきます。統計によると成人の約80％以上の人が**歯周病**にかかっていると報告されていますが、多くの人は自覚がなく、静かに慢性的に進行していきます。歯周病で歯を失くさないためには、この段階で病変を見つけ、早期に適切な治療を行うことがとても重要です。

写真Aは歯肉に軽度の炎症がみられます。歯ブラシなどで出血しますが、痛みや腫れがなく自覚症状はほとんどありませんでした。初期歯周病の段階では歯みがきの徹底に始まり、歯根の表面についているプラークや歯石などの沈着物の除去を行います。この時期であれば比較的短期間にそして簡単な治療で改善することが可能です。

● **治療を受ける際のワンポイントアドバイス**

右のように原因の除去と同時に生活習慣の改善もあわせて行うと、短期間の治療で改善が認められます。

▼ 歯みがきの指導
▼ 歯石などの沈着物の除去
▼ 歯並びの改善
▼ かみ合わせの改善
▼ 生活習慣の改善
▼ 食事指導

治療のステップ

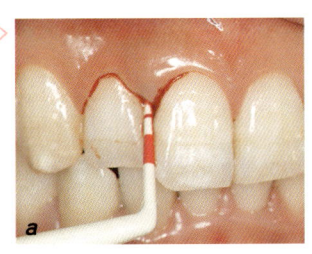

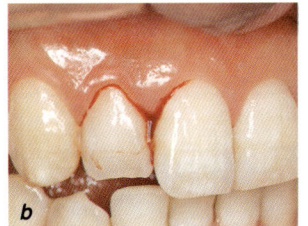

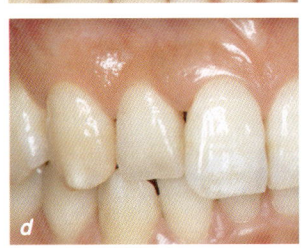

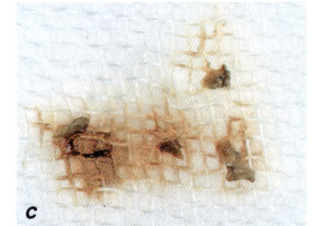

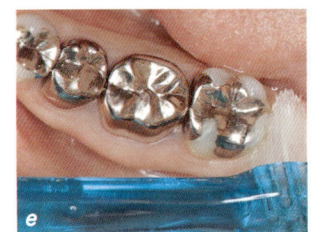

図a〜e　a：プローブと呼ばれる器具を使って歯周ポケットの深さを測ります。**b**：炎症が起きている歯肉ではこのように出血してきます。**c**：除去された歯石。歯肉の下にある歯石は血液のために黒い色をしています。**d**：きちんとした歯みがきと歯石除去とでこのようなひきしまった歯肉となりました。もう出血はしません。**e**：奥歯の先のほうもこのようなタフトブラシを使ってみがくときれいになります。

3.6 歯肉の治療室

3.6.2 進行してきた歯周病の治療（中等度歯周病の治療）

治療前 よくみられる臨床所見

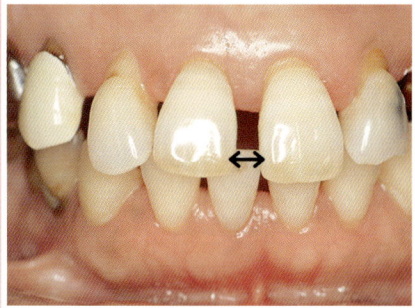

若いころと比べると前歯が開いて外側に出てきました．

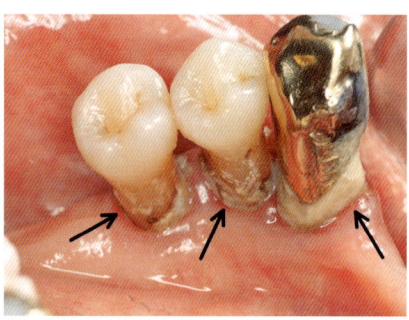

歯肉が下がって歯が長くなります．根元ははみがきにくいのか，汚れが多くついています．

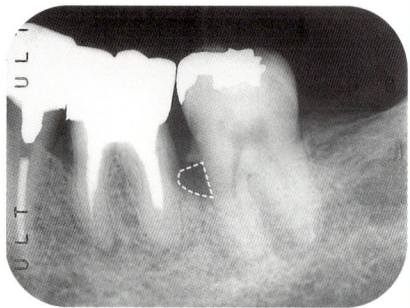

骨が溶けてくさび状になっています．

解説

初期の歯周病が見過ごされると病変が進行し，歯周ポケットの数値も4〜6mmと大きくなっていきます．エックス線（レントゲン）写真でみると骨が部分的に溶けていることもしばしばあります．また，歯が動いてきたり歯並びがずれてきたりします．しかしながら，まだ痛みや腫れもあまりないため，病変の進行にもかかわらず見過ごしてしまうことが多いようです．

● 中程度の歯周病の治療では，初期の歯周病と同様に歯みがきの徹底に始まり，歯石などの沈着物の除去を行います．その後に以下のような処置を行います．

処置
▼ 歯周ポケットの改善
▼ かみ合わせの調整
▼ 骨吸収の改善
▼ 歯周病の小手術
▼ 歯並びの改善
▼ 動揺している歯の固定

● **治療を受ける際のワンポイントアドバイス：歯周病の小手術**

歯周ポケットのなかの歯根面に付着した歯石やプラークを確実に除去するには限界があります．なぜならこれらの作業が盲目的に手作業で行われるからです．したがって歯根面を明視下で清掃し，なおかつ歯周ポケットの除去を行うために小手術を行います．歯周病の小手術には，病変部を確実に取り除く**切除療法**と，失われた歯周組織の再生を図る**再生療法**（右写真）があります．いずれの方法を選択するかは状況に合わせて患者さんと相談のうえ決定します．

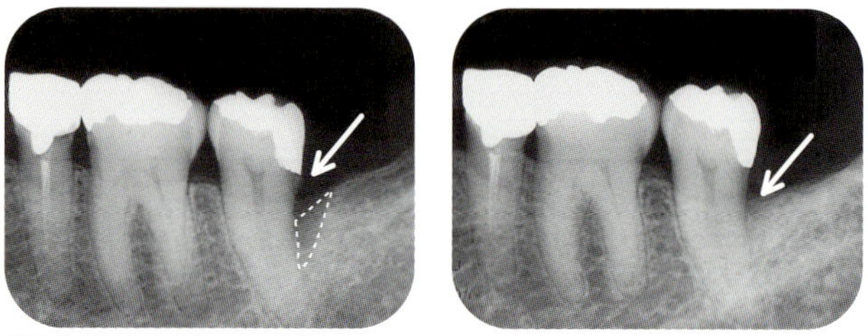

[再生療法を用いた症例]
左：骨がくさび状に吸収してエックス線上で黒く写っています．
右：骨が再生され白く写っているのがわかります．

>>> **参考症例** >>>

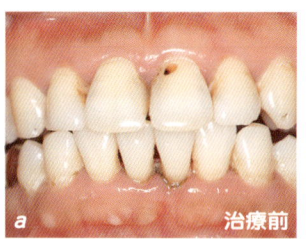

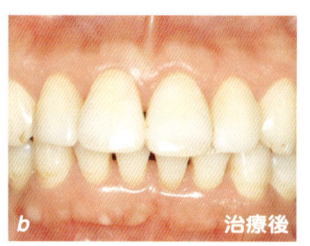

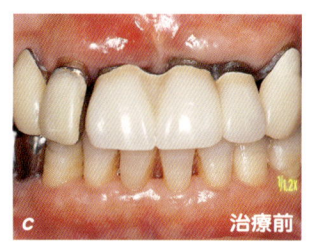

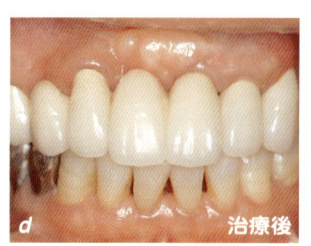

a 治療前　b 治療後　c 治療前　d 治療後

図a〜d 中等度の歯周炎の治療では，骨の吸収の改善などの処置を組み合わせることで効果が得られますが，治療期間は長くかかります．上記の症例のように多くのケースでは歯周病の治療に加えて，むし歯の治療，かみ合わせの治療，かぶせて固定する治療などを行います．

第3章 治療室

3.6.3 かなり進行した歯周病の治療（重度歯周病の治療）

治療前 歯がグラグラし歯並びも悪くなります

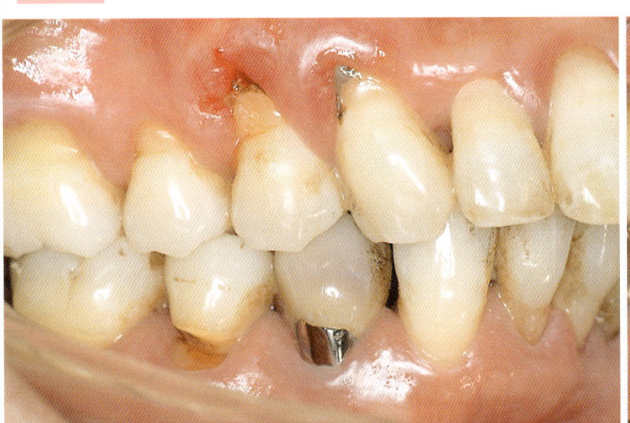

治療後 ひきしまった歯肉，よくかめる歯，きれいな見た目

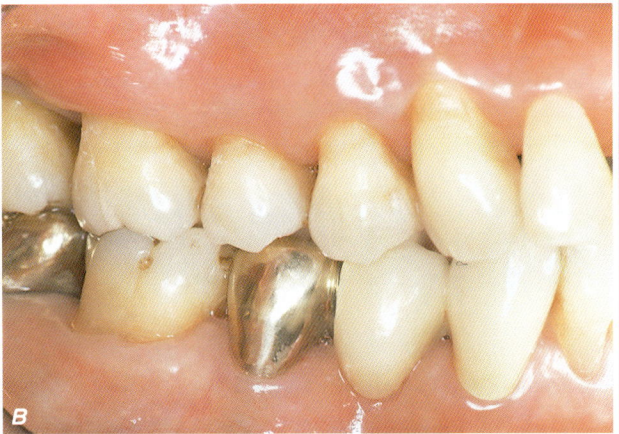

解説

　重度の歯周病にかかると歯がグラグラしたり，いやな臭いがしたりします．通常歯並びもガタガタになり，見た目も悪くなります．このような状態まで放っておくと，やむを得ず何本か抜歯になることも覚悟しなければなりません．

　写真Aでは徐々に歯周病が悪化したケースです．今回の治療ではまず歯みがきの徹底から始め，歯並びの矯正，歯石などの沈着物の除去，歯肉の小手術，そしてセラミックや貴金属による修復を行いました．治療後は同一人物のお口の中とは思えないようにきれいになりました．また，インプラント治療も同時に行い，このような重度の歯周病にもかかわらず入れ歯にならずにすみました．

処置

- ▼歯みがきの練習
- ▼歯石などの沈着物の除去，かみ合わせの調整，抜歯，歯根の治療など，初期の治療
- ▼歯並びの矯正
- ▼仮歯の装着
- ▼歯肉の小手術
- ▼セラミック修復

●治療を受ける際のワンポイントアドバイス

　重度の歯周病の治療では「絶対に治す！」との決意が必要です．また治療期間が長くかかるため，根気よく歯医者さんに通うことも必要です．これからの長い人生を考えたとき，歯周病を治して，入れ歯ではなく１本でも多い自分の歯でしっかりかみたいものです．

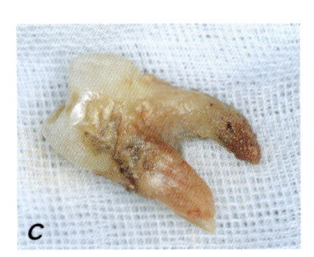

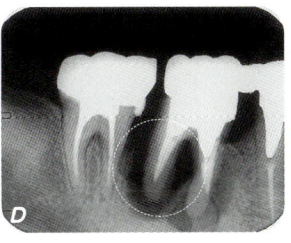

C：重度歯周炎により抜歯された歯．歯根の先端まで黒い歯石が付着しています．こうなると歯も異物になってしまいます．
D：重度歯周病に罹患した部位のエックス線写真．歯根の周囲を完全にとりかこんで黒くうつっています．完全に骨が溶けてしまっている状態です．この歯は事実上抜けているといえます．このまま自然脱落すると大きく骨が凹んでしまうなどの後遺障害を残します．

≫≫≫ 重度歯周病の方によく行う治療内容 ≫≫≫

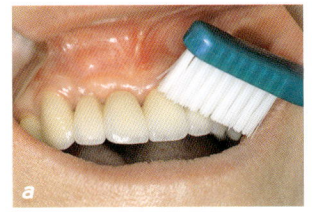

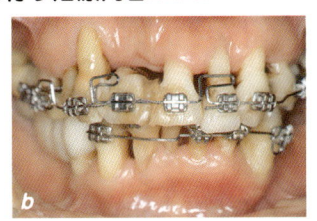

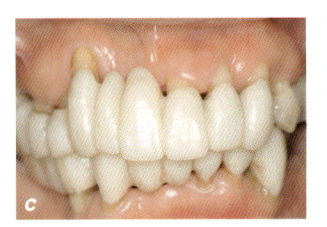

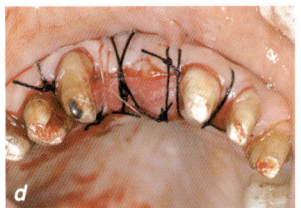

図a〜d a：歯みがき指導，歯根面の沈着物の除去を行い，歯肉の炎症を改善します．b：歯周病で歯並びが悪くなった場合は歯並びの治療を行います．またかみ合わせの改善やグラグラ動いている歯の固定なども行います．c：仮歯を入れて見た目，かみ合わせ，清掃性を改善します．d：歯周ポケットの改善や失われた歯槽骨の再生を目的として手術します．

3.6 歯肉の治療室

3.6.4 歯肉の形の異常の治療（ガミースマイル）

治療前 歯肉が歯を被っていて短かい歯に

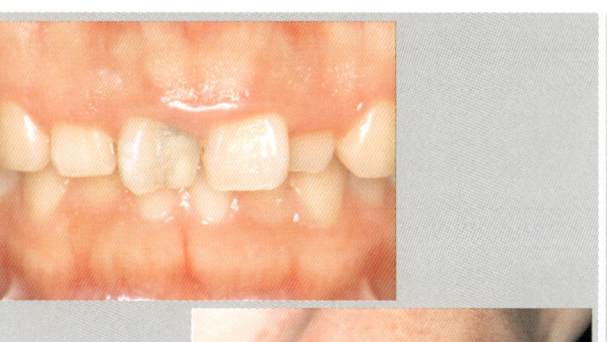

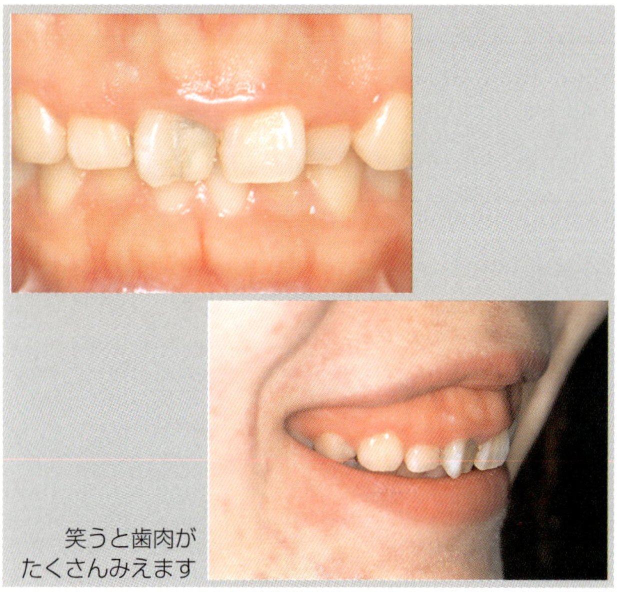

治療後 歯の形がきれいに見えています

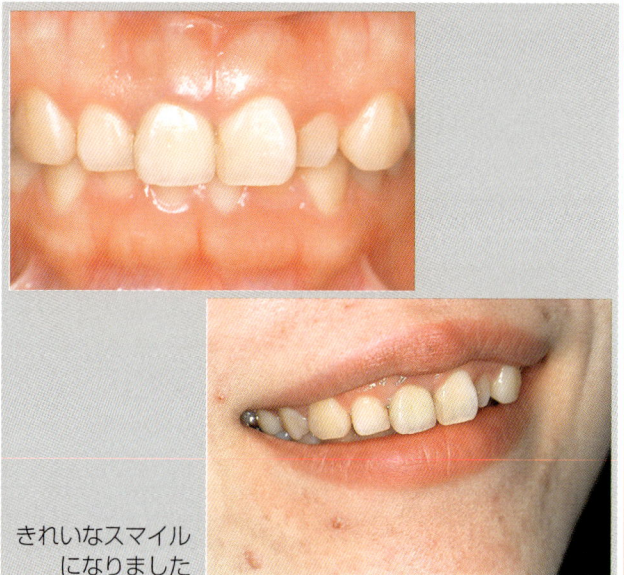

笑うと歯肉がたくさんみえます

きれいなスマイルになりました

解説

　歯肉が覆いかぶさって，笑うと歯肉がたくさん見えるような場合，とくに若い女性はとても気になるそうです．このような状況を専門用語で**ガミースマイル**とよびます．ガミースマイルには，歯がきちんと萌出せず歯肉がかぶった場合，唇のラインが通常よりも上に位置していて笑うとすぐに歯肉が見えるようになっている場合があります．

処置
- ▼歯みがきの指導
- ▼歯肉の小手術
- ▼セラミックなどの修復処置が必要な場合は修復処置

● **治療を受ける際のワンポイントアドバイス**

　ガミースマイルは簡単な手術で治すことができます．とくに現在ではレーザーを使った手術により，痛みも少なくそして従来より早く治ります．

≫≫≫**治療のステップ**≫≫≫

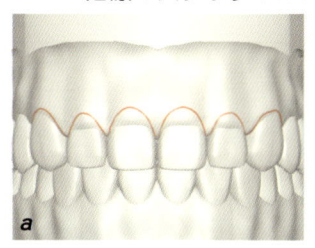

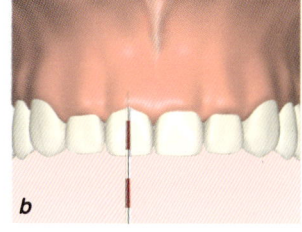

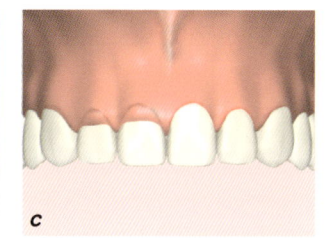

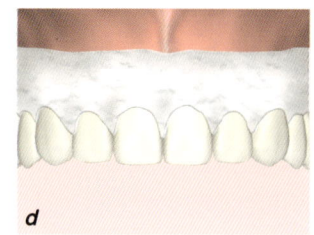

a　　　b　　　c　　　d

図 a～d　**a**：あらかじめ患者さん本人の石膏模型を製作しておき，模型上で本来の歯肉のラインを確認します．**b**：お口の中でプローブを使ってエナメル質とセメント質の境界部を探ります．**c**：メスまたはレーザーで余分な歯肉を切除します．**d**：歯周パックという包帯をして傷の保護をします．

第3章　治療室

3.6.5 歯肉が下がって歯がしみる場合（再生療法）

治療前　歯肉が下がって歯がしみます

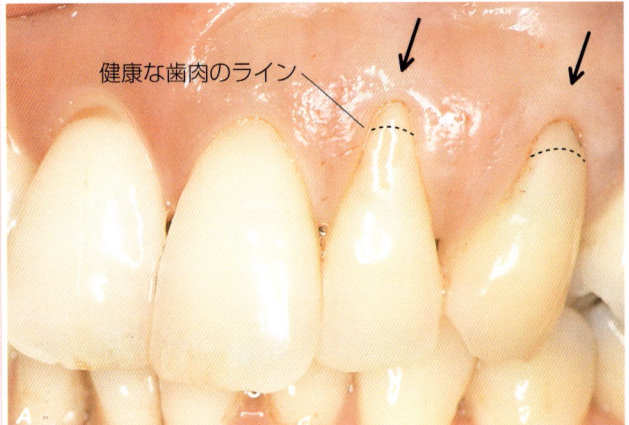

健康な歯肉のライン

治療後　再生療法により改善しました

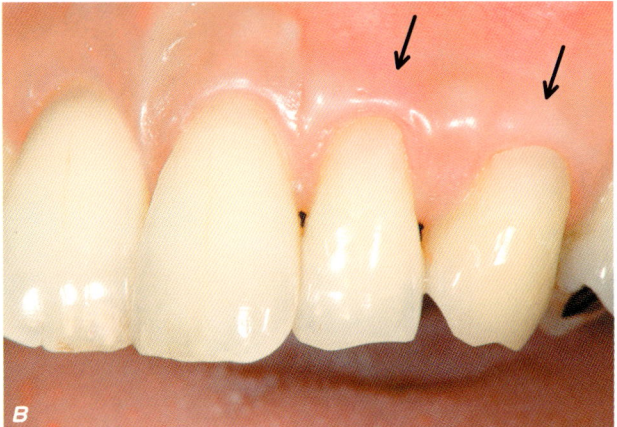

解説

歯肉は年とともにわずかずつ下がっていきます．しかしながら，病的に歯肉が下がっていくと，場合によっては治療が必要となります．上の**写真A**のように歯肉が下がっていく状態を放置すると，歯がしみる，歯が長くなってみがきにくくなる，見た目が悪くなる，むし歯になりやすくなる，などの問題がでてきます．

処置

▼歯ブラシの方法を改善
・かみ合わせの異常がある場合，歯ぎしりがある場合はその治療
▼下がった歯肉を元に戻す小手術
・歯肉を移植する手術
・歯肉を横に移動させる手術
・再生療法を応用した手術

● 治療を受ける際のワンポイントアドバイス

「歯周病が進行」して骨が吸収していくと，歯肉も病的に下がって結果的に長い歯となり，歯と歯の間に隙間ができてきます．ここまでいくと元に戻すことは困難です．しかしながら，骨がまだ吸収されていない場合では，原因を改善した後に歯肉の治療，場合によっては小手術を行うことで治すことができます．

歯肉が下がっていく原因

▼かみ合わせに異常がある場合
▼歯ぎしりがある場合
▼歯肉が薄い人（部位）
▼骨が薄い人（部位）
▼歯みがきが乱雑な場合
▼歯周病が進行している場合

》》》 **治療のステップ** 》》》

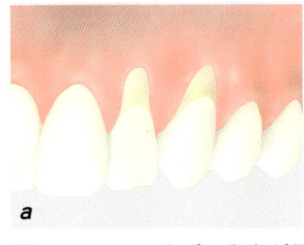

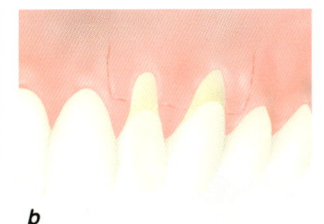

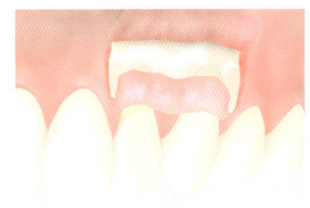

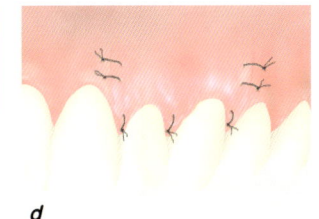

a　　*b*　　*c*　　*d*

図 a～c　*a*：まず，歯肉が極端に下がった原因を調べます．お口の中をクリーニングし清潔な状態にするとともに，かみ合わせの異常などの修飾因子の改善をします．*b*：露出した歯根面をカバーできるような歯肉の弁を形成します．*c*：歯根面をクリーニングした後，上あごの歯肉の厚い部分から採取した歯肉を移植します．場合によっては再生療法で使用するエムドゲインという薬剤を塗布します．*d*：歯根面が完全にカバーされた状態で縫合します．通常1～2週間で傷は治ります．

3.6.6 歯周病のメインテナンス療法

セルフケア
ステップ1〜3
デンタルフロス，タフトブラシ，歯間ブラシで，歯やブリッジについた汚れを落とします

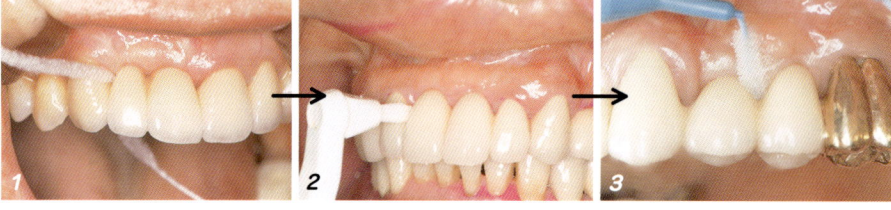

プロフェッショナルケア①
ステップ4〜6
プラーク(歯垢)をプラーク検知液で染め出して落とします

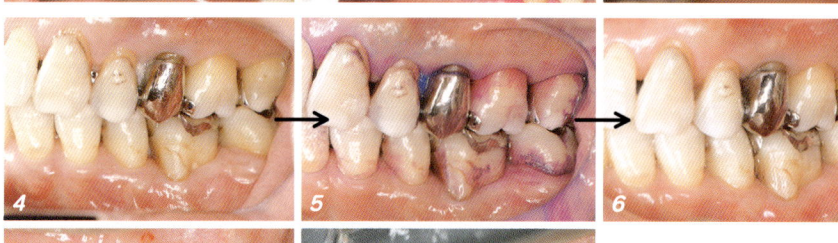

プロフェッショナルケア②
ステップ7，8
歯科衛生士がゴムのチップで歯面をみがきます

解説

歯周病の治療は以前に比べてだいぶ進歩してきました．**歯周ポケット**の改善から，**吸収された骨の再生**など適切な処置を施せば，かなりのところまで治せるようになっています．しかしながら，治療が終了した時点で「もう治った．これで大丈夫」とはならないのです．治療が終了した時点からまた新たに**メインテナンス**というつぎの段階がはじまります．

● **なぜメインテナンスが必要なのか**

歯周病は細菌感染であり**生活習慣病**の1種であると考えられています．したがっていったんよくなっても，また以前と同じような生活習慣，ルーズな歯みがきを繰り返していると再発してきます．歯周治療によって歯周病菌はかなり減少しますが，治療後また刻々と増殖していきます．これをコントロールしなければまたたくさんの歯周病菌が増殖し，炎症を引き起こします．そのため，治療後に**メインテナンス**にきちんと通ったかどうかで歯を失う本数に差がでてきます．メインテナンスを行わないと10年間で2〜3本の歯がメインテナンスを行った人より多く失われることがわかっています．奥歯の2〜3本が失われれば，場合によっては入れ歯になります．歯の本数を減らさないためにはメインテナンスがいかに大切かわかります．

● **メインテナンスの種類と方法**

歯科医院で行う専門的なクリーニングには，専門的な歯面清掃という意味での**プロフェッショナル・トゥース・クリーニング(PTC)**と専門的に機械的な清掃を行う**プロフェッショナル・メカニカル・トゥース・クリーニング(PMTC)**とがあります．

メインテナンス時にはつぎのチェックをします．
①清掃のチェック
②歯肉のチェック
③かみ合わせのチェック
④歯周ポケットのチェック

● **メインテナンスの間隔**

メインテナンスの間隔は，歯周病の重症度，セルフケアの熟練度などを考慮し，患者さんとの話し合いで決定します．
　一般的には
①6か月ごとのメインテナンス
②3〜4か月ごとのメインテナンス
③毎月のメインテナンス
に分けられます．中程度以上の歯周病の治療を受けられた方は②または③をお勧めしています．

3.7 歯並びの治療室（矯正歯科治療室）

解説

矯正の治療室では歯並びの異常やかみ合わせの異常を治療します．歯並びが悪いと見た目が悪いだけでなく，むし歯や歯周病に罹患するリスクが高くなります．そればかりか顎の関節やその周囲の筋肉にまで悪影響を与えることも少なくありません．健康で美しい笑顔とその維持のために，矯正治療はとても有意義な治療となります．

矯正装置には，全部の歯にワイヤーをつける装置や，入れ歯の材料とワイヤーを組み合わせた取り外しのできる装置など，いろいろな種類のものがあります．どのような装置を使うかは症状にあわせて選択していきますが，見た目の問題や治療期間の問題などよく話し合ったうえで最終的に決定されます．

矯正治療を受ける際の治療の段階に応じた注意事項

▼矯正前
・矯正治療をするにあたり，
　①費用と支払方法
　②治療期間
　③どのような装置を使うのか
　④治療中に予想される不具合
　⑤注意点
　などに関して十分な説明を受ける．
・疑問を残さない．

▼治療中
・歯科医師の指示を確実に守る．
・人一倍ブラッシングに留意する．
・予約を守る．

▼治療後
・保定期間はまだ治療中であると認識する．
・歯科医師が終了を告げるまで観察期間も中断しない．

● 抜歯する？抜歯しない？

矯正治療をするにあたり，小臼歯を上下左右4本抜歯しなければいけないケースが少なくありません．これは，歯の大きさと，歯が並ぶ場所である歯槽骨との大きさのアンバランスを是正するために行います．しかし実際はこのことが矯正治療に踏み切れない原因の1つになっているようです．最近は違った観点から，小臼歯の抜歯をしない矯正法も確立されてきていますので，相談してみてもよいでしょう．ただし，どちらの方法が100％正しいということはありませんし，両方の治療法を行っているところはあまりありませんので，事前にどのような方法を行う歯科医院か調べてから相談に行くとよいでしょう．

● 矯正をはじめるタイミングは？

歯並びやかみ合わせの悪さは，乳歯列の時期に，ある程度の予測がつく場合があります．このような場合，**咬合誘導**として，その時点から矯正を始めることがあります．

また，永久歯列がはえそろう前に始めたり，はえそろってから始めたりすることがあり，一概にこの時期から矯正治療を始めなくてはならないといったタイミングはありません．

最近ではかなり高齢の方に対しても矯正治療が行われるようになっています．

● 成人矯正，歯周矯正

最近は歯並びやかみ合わせへの関心が高くなり，矯正治療は子どもの頃にするものという概念はなくなってきています．とくに歯周病で歯の位置異常が起こったものやかみ合わせの治療は，多少なりとも歯の位置を矯正するケースがほとんどになってきています（**歯周矯正**）．また，**成人矯正**も一般的になってきました．

● MTM（LOT）

いわゆる全顎矯正と違って1本ないし数本だけの矯正治療のことで，局所的な矯正治療を **MTM**（minor tooth movement）ですとか，**LOT**（limited orthodontic treatment）とよんでいます．

3.7.1 矯正治療の流れ

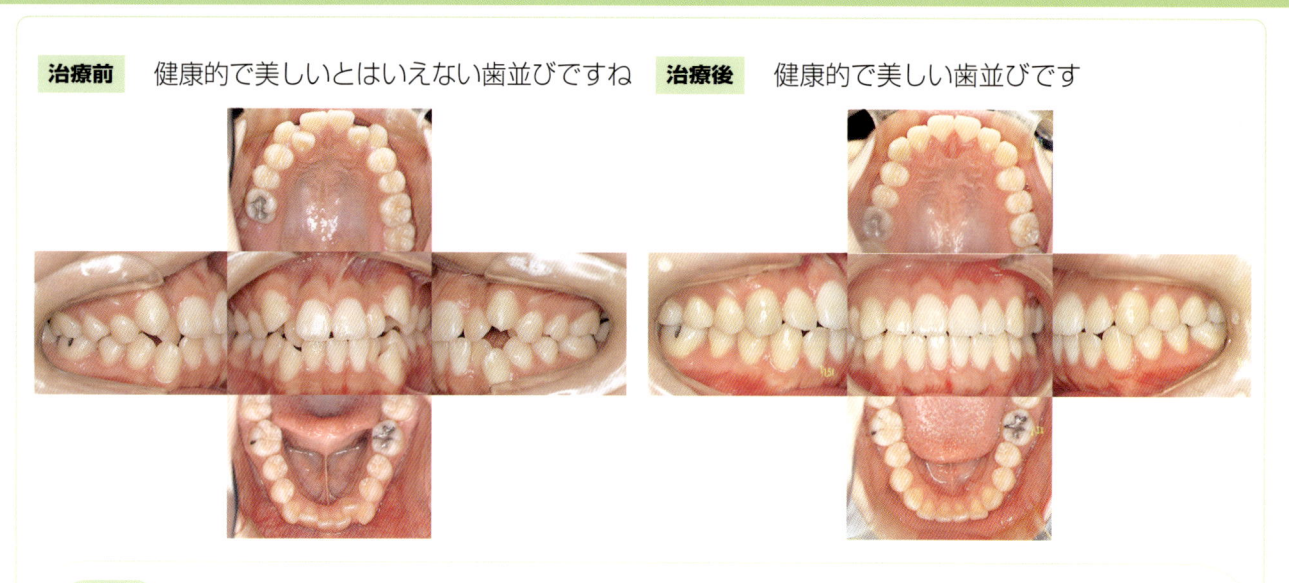

治療前 健康的で美しいとはいえない歯並びですね　　**治療後** 健康的で美しい歯並びです

解説

　現代の日本人は歯並びが悪くなる傾向にあるといわれています．実際，歯科医院に来られる方のなかに，本当に美しい歯並びを見つけることが難しくなってきました．その大きな原因は軟らかい食べ物にあるようです．軟らかい食べ物は何度もかまずに飲み込めることから，かむための筋肉が発達せず，その影響で顎が大きくなりません．ところが歯の大きさは遺伝しますので，歯が小さくなっていくということはほとんどありません．「歯の大きさは以前のままなのに，歯が並ぶための顎の骨は小さくなっているため，きれいに並びきれない」といった現象が歯並びの悪さとして現れているわけです．

　では，欧米ではどうでしょう．日本人と比べて肉を多く食べる西洋人は，もともと顎が発達しているうえ，歯の大きさは日本人とほとんど変わりませんから，歯並びが悪くなる可能性は低いといえます．また，日本では八重歯はかわいいとされる風潮がありましたが，欧米では八重歯はドラキュラのイメージで嫌われており，歯並びが悪ければ矯正治療をするのがあたりまえという傾向にあります．そのため，矯正治療は主に米国において発展してきました．現在，日本で行われているいろいろな矯正法は，そのほとんどが米国で開発されたものです．

● 矯正人口は増えている

　さて，最近になってようやく日本でも矯正治療が一般的に行われるようになってきました．以前テレビCMで「芸能人は歯が命」というキャッチフレーズが流行しましたが，以来，芸能人の歯並びは本当にきれいになりました．昔，八重歯だった芸能人がいつの間にかきれいな歯並びになっているのを見かけることもよくあります．そのせいもあってか日本人の歯並びに対する関心はかなり高まってきたといえます．また，矯正治療をしている方を多く見かけるようになり，矯正治療に対する懸念や違和感が薄らいできたことも，さらに矯正人口の増加につながっているようです．

　それでは矯正治療とはどのようなものなのかを，日本人に一番多い**叢生**（そうせい：がたがたの歯並び）の治療を例に説明していきましょう．

①資料の採取・診断

治療に先立ち，**セファロ**という首から上のエックス線規格写真，口腔内写真，口腔内模型などの資料をとり，正確な診断を行います．**叢生**は前述のように歯の大きさに対して顎の大きさ，正確には歯が並ぶ**歯槽骨**の大きさが小さいために起こると考えられています．そのため，上下左右4本の小臼歯を抜歯して間引きをし，そのスペースを利用して歯を**再排列**（きれいに並べる）する方法が一般的です．

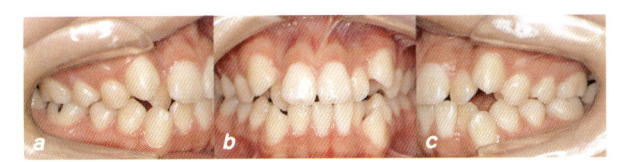

治療前

②歯の移動

歯には**ブラケット**とよばれるものを装着します．また，奥歯の方には**バンド**とよばれるハチマキの形のものが付けられる場合もあります．そしてこれらを使って歯を動かすための**ワイヤー**を歯と結び付けます．この状態で，歯はワイヤーに押されたり引っ張られたりしながらそれぞれ動き始めますが，最初は強い力がかかりますので，人によってはかなり痛いことがあるようです．ただし通常は約1週間以内で徐々に痛みはなくなります．ここからは約1か月ごとにワイヤーを外し，適切な状態に調整して再度セットすることを繰り返します．目標とする歯並びとかみ合わせをつくるには，通常年単位を必要としますが，この間は非常に歯みがきがしづらい環境にありますので，歯科医院での指導どおりにきちんとみがくことが重要です．

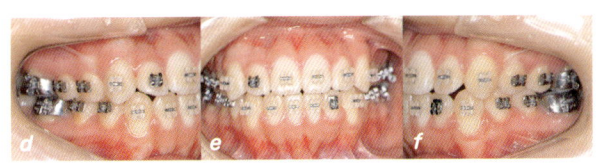

治療中（ブラケットとバンド）

③保定期間

よい状態に落ち着いたら，いよいよワイヤーを外します．ただしこれで治療終了ではありません．ここで終わると歯は逆戻りする方向に動いてしまいます．そこで**保定期間**とよばれる段階に入ります．ワイヤーで歯を動かしている期間を**動的期間**とよぶのに対し**静的期間**ともいわれます．つまり歯が，逆戻りをしないように留めておく期間です．ワイヤーを外した後，**保定装置**を装着します．保定装置には固定式と着脱式（**g**：リテーナー，**h**：ポジショナー）があり，症例により選択されますが，着脱式は指示どおりに使わないと効果がありませんので，指示を守ることが大切になります．

静的期間は動的期間より長く必要とされていますが，数か月に1度の観察が必要なだけですので，治療をしているという感じではありません．

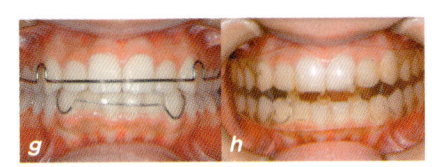

リテーナーとポジショナー

④治療終了

このように長い期間をかけて治療が行われるわけですが，美しい歯並びとよいかみ合わせは今後の人生に大きな福音をもたらすでしょう．

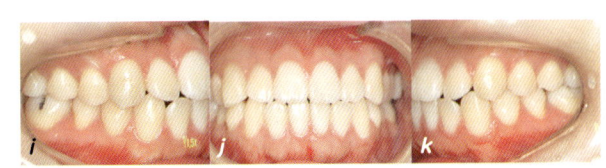

治療後（抜歯はしていません）

3.7 歯並びの治療室

3.7.2 矯正治療が必要な歯並び

治療前 上顎前突：上の前歯が出すぎています

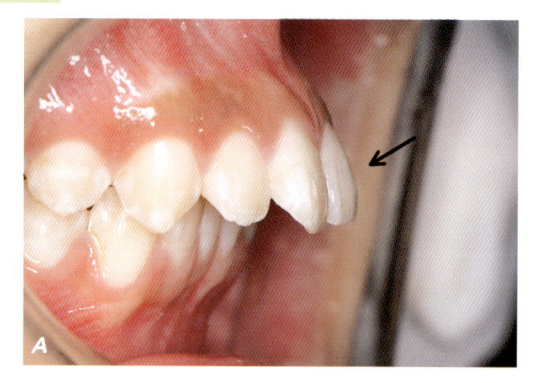

治療後 上の前歯の出た感じがなくなりました

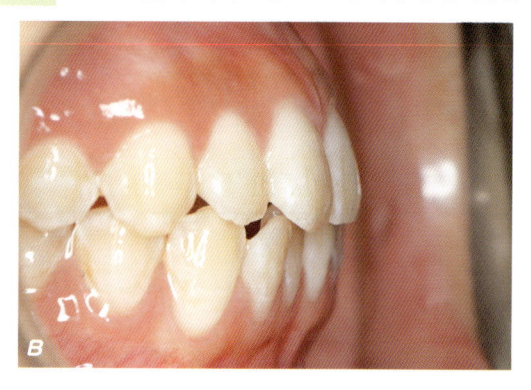

解説

上顎前突はいわゆる出っ歯です．第一の問題は審美的な問題ですが，それ以外にも正確な発音ができない，むし歯や歯周病になりやすい，などの問題があります．また，外傷で前歯を折りやすいのも特徴です．このケースでは抜歯は行わずに治療終了しています．

治療前 下顎前突：下の前歯が出ています

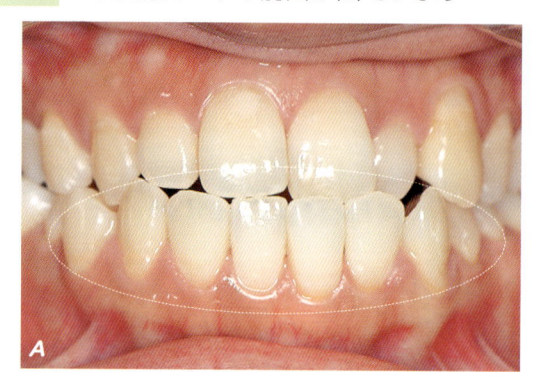

治療後 上下の前歯のかみ合わせが正常になりました

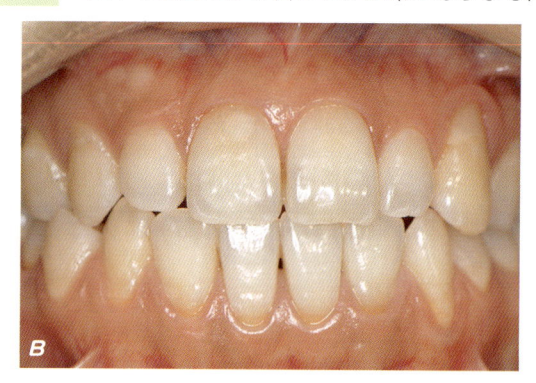

解説

下顎前突は受け口ともいわれるもので，下の前歯が，上の前歯より前にかむ状態です．下顎の成長が大きい場合や，上顎の成長が小さい場合以外にもさまざまな原因があり，原因にあわせていろいろな治療が行われます．下顎の成長そのものが大きすぎる場合は，**外科矯正**といって，顎の骨を切って，上下のかみ合わせをあわせる治療も行われます（☞p78）．写真のケースは抜歯も行っていません．

　矯正治療の流れについては，前述の 73 ページの治療でおわかりだと思います．問題のあるかみ合わせとしては，**上顎前突，下顎前突，開咬（かいこう），叢生（そうせい）**などがあげられます．

　このようにかみ合わせの異常にはいろいろな種類があります．ほとんどの場合見た目を気にして矯正治療をされますが，見た目の問題だけでなく，悪いかみ合わせは，顎の関節やその周りの筋肉（首，肩，頭など）にまで影響することも少なくありません．自分ではそこまで見た目を気にしていなくても，片頭痛，肩こりの

第3章 治療室

| 治療前 | 開咬（かいこう）：上下の前歯間に隙間があります |

| 治療後 | 上下の歯がかみ合っています |

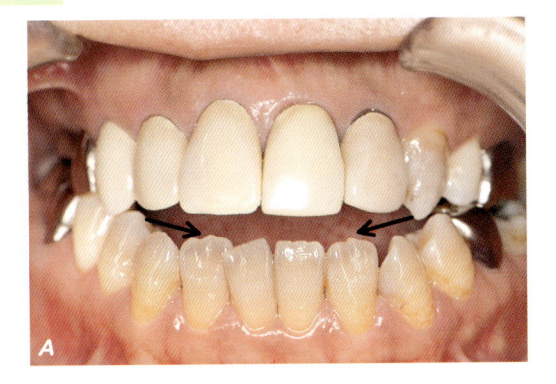

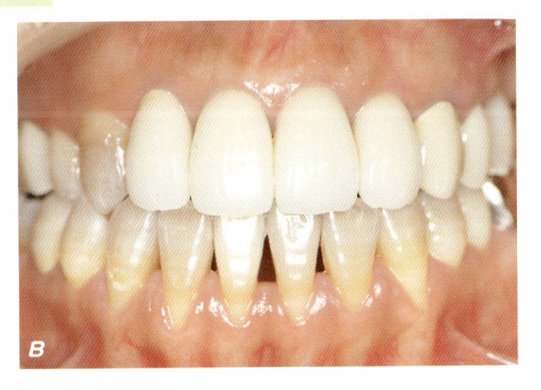

解説

開咬は，奥歯だけしか上下の歯がかんでおらず，前歯では上下の歯の間に隙間があります．見た目の歯並びそのものはきれいな場合が多いため，気が付かれないことが多いのですが，かみ合わせの問題からいえば，奥歯だけに強い力や横揺れの力がはたらくため，早くに奥歯がダメになることが多く，早期の治療が望ましいかみ合わせだと考えられます．なお，このケースでは上の前歯は再治療しています．

| 治療前 | 叢生（そうせい）：八重歯や傾いた歯があります |

| 治療後 | 歯並びのガタガタがなくなりました |

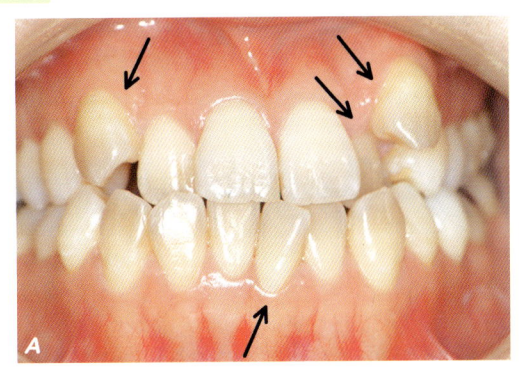

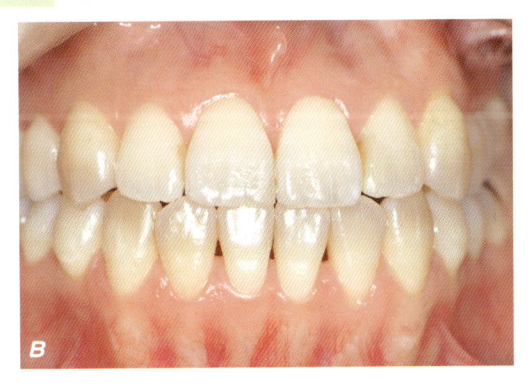

解説

叢生は，歯並びがガタガタな状態のもので，八重歯などがそうです．歯並びが悪いために歯と歯の隙間などを上手にブラッシングすることが難しく，むし歯や歯周病が進行しやすいといわれています．また，上下のかみ合わせも悪いことが多く，顎の関節などにまで問題を起こす場合も多い歯並びです．

ひどい方や，大きく口を開けると顎関節に音がするといった症状の方は一度，歯科医院を受診されることをお勧めします．

上記4症例のように，治療後は美しくきれいなかみ合わせになり，健康的な笑顔をもたらします．また，美しい歯並びと正しいかみ合わせは，むし歯・歯周病・顎関節症の予防にもなり，永く健康を維持するベースとなります．

3.7 歯並びの治療室

3.7.3 咬合誘導（咬合育成）

治療前 上下の前歯の関係が逆転しています

治療中 食事時以外の日中にジャンピングプレートを装着

治療後 約3週間で正常なかみ合わせになりました

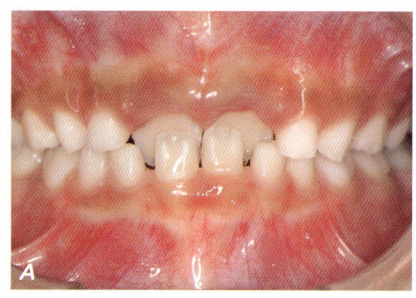

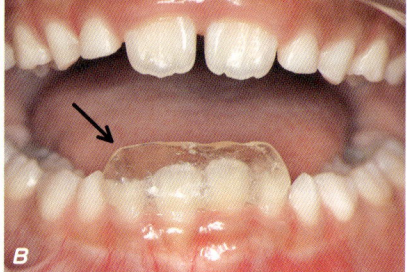

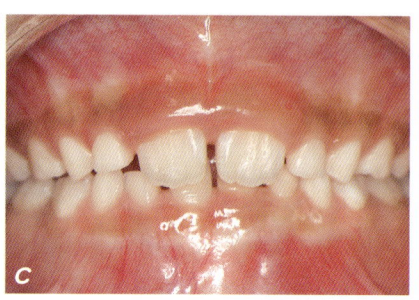

解説

　咬合誘導とは，乳歯列や全部の永久歯がはえそろってしまう以前に，今後完成する永久歯の咬合状態が思わしくないと予想される場合，乳歯を故意に抜歯したり，先にはえた一部の永久歯のみを矯正して，よりよいかみ合わせをつくろうとする方法です．今後の成長を阻害する因子となっている歯を適切な位置に移動させたり方向を変えるだけで，正常な発育を促し，永久歯列での矯正治療を回避することもできます．

　上写真の参考ケースでは，はえてきたばかりの前歯のかみ方が逆になっています（**写真A**）．このままでは見た目の悪さ，前歯そのものの破折やすり減りの心配ばかりでなく，上顎の成長や下顎の自由な動きを妨げることになりかねません．そこで，**写真B**のような簡単な装置を使って前歯のかみ合わせを正常な状態にしました．着脱式の**ジャンピングプレート**とよばれるものですが，わずか3週間で**写真C**のように正常なかみ合わせにできました．

≫≫≫ 治療のステップ ≫≫≫

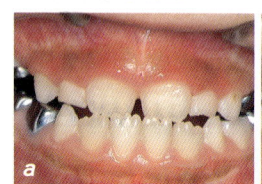

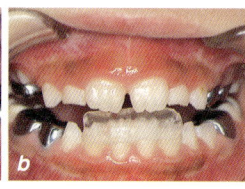

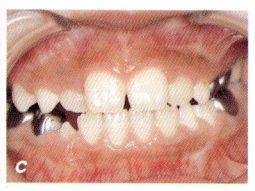

図a〜g　a：上下の前歯の永久歯がはえてきたばかりです．**b, c**：前歯だけを**ジャンピングプレート**で正常なかみ合わせにします．

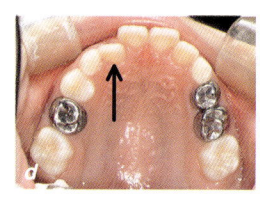

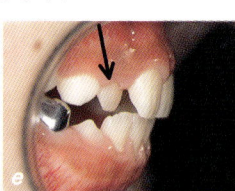

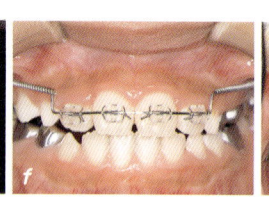

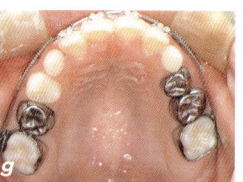

d, e：はえ変わりを待っていましたが，矢印の歯が内側にはえてきました．**f**：そこでワイヤーを使って歯並びのアーチを広げながら正常な状態にしていきます．**g**：3か月後ある程度よくなりました．

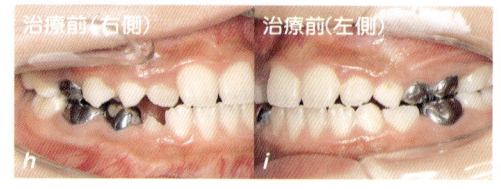

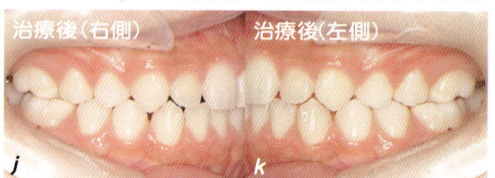

治療前（右側）　治療前（左側）　治療後（右側）　治療後（左側）

h〜k：治療前と治療後を比べてみました．咬合誘導により全体的な矯正治療なしでも，奥歯をしっかりかませて，きれいにはえ変わらせることができました．

3.7.4 小矯正（MTM）

治療前 前歯が開いています　　**治療中** MTM 開始　　**治療後** MTM 終了時

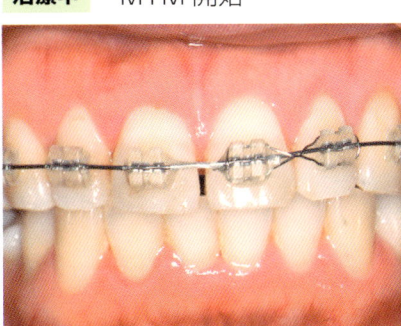

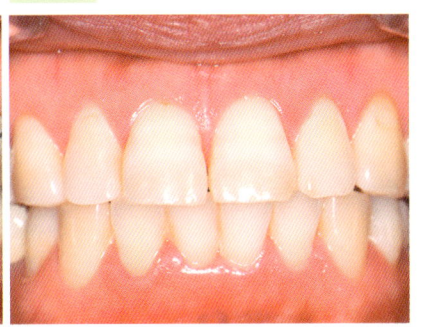

解説

MTM（minor tooth movement）は，**LOT**（limited orthodontic treatment）ともいわれ，お口全体の矯正治療に対して，一部分の矯正治療のことをいいます．見た目の問題で，前歯を1本だけ動かしたい場合であるとか，かみ合わせの問題で奥歯の歯並びを整えたい場合に，その部分だけの矯正治療を行う方法です．

上の写真は，上の前歯の間が開いてきてしまい，患者さんが非常にコンプレックスをもたれていた症例です．そこで，MTMを用いて閉じるようにしました．

■治療を受ける際のワンポイントアドバイス

下の写真のケースも術前の状態はかみ合わせが悪く，歯肉にも炎症がみられます．このままでは審美的な問題ばかりか将来にかなり不安が残ります．そのためかみ合わせを治療するためにMTMを行いました．これで審美的な問題だけでなく，将来の不安も解消されます．

このように，全体の矯正ではなく，一部分の問題を解決することで全体をよりよい状態にしていく小さな矯正をMTMといいます．

≫≫≫ 治療のステップ ≫≫≫

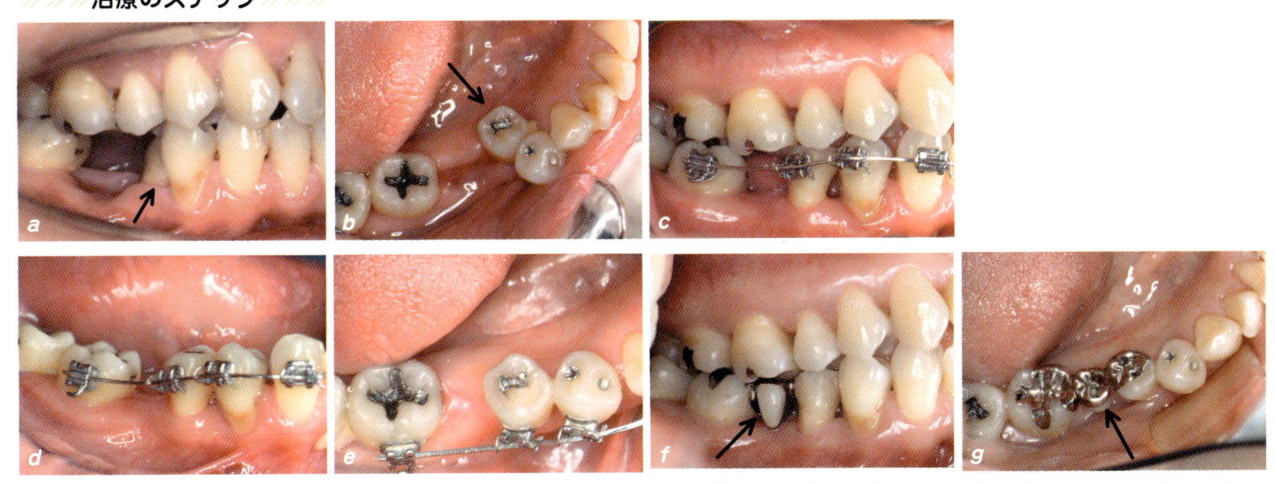

図a〜g　a, b：下の矢印の歯が内側に入ってしまっています．この状態ではブリッジも入れ歯もできません．**c**：MTMを用いて外側に引っ張り出します．**d, e**：正常な並び方にすることができました．**f, g**：空いている隙間に人工歯（ポンティック：矢印）を入れて，正常なかみ合わせになりました．

3.7 歯並びの治療室

3.7.5 コラム 矯正治療のその他のバリエーション

舌側矯正

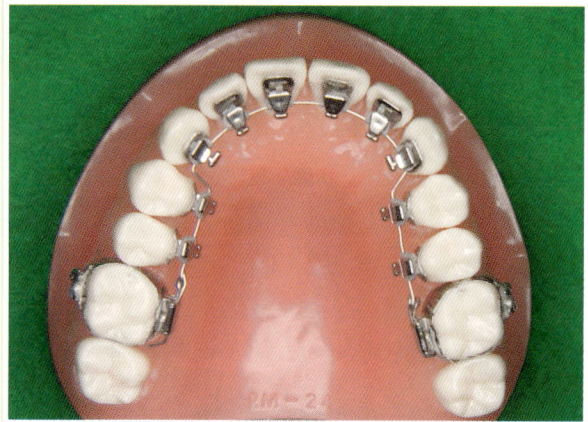

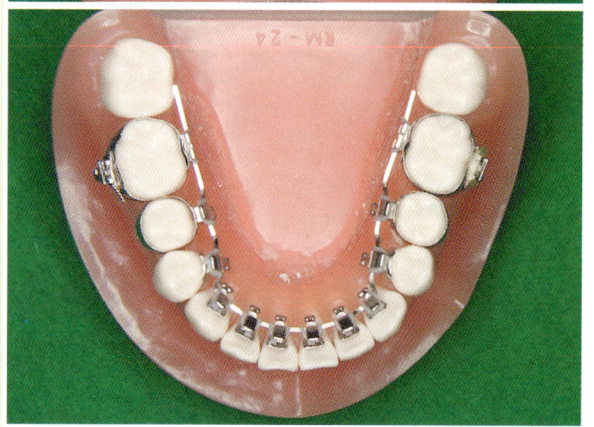

外科矯正

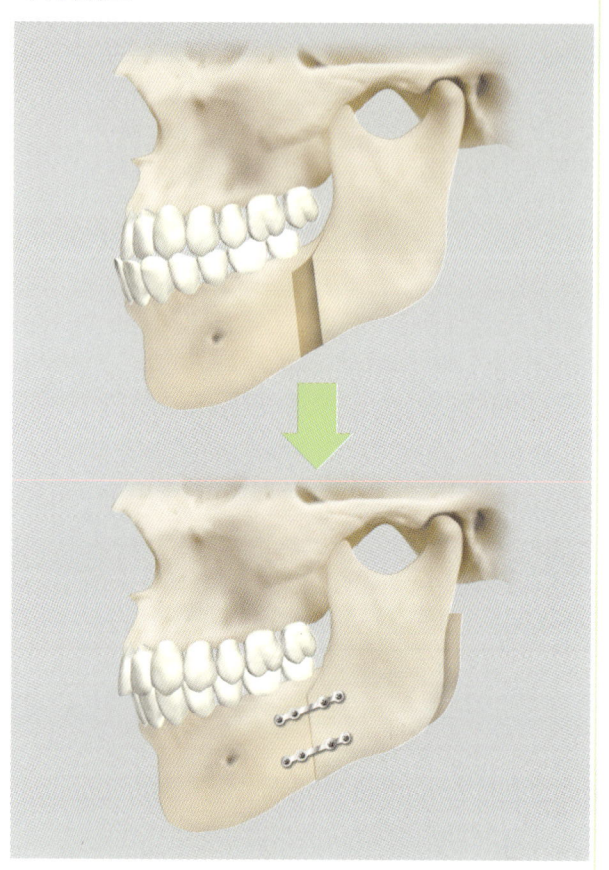

解説

矯正治療はほとんどの場合，歯の表側にブラケットとワイヤーをつけるために，治療中どうしても見た目が悪くなります．現在では矯正治療に対する認識が高くなったため，問題となることは少ないのですが，職業上の問題などでどうしてもワイヤーが見えると困る場合，歯の裏側にブラケットをつけて治療する**舌側矯正**という方法があります．この方法だとワイヤーは表側に見えないので見た目の問題をクリアできますが，装置が舌にあたるためにしゃべりにくい，食べにくいなどの問題が起こります．また，治療費も当然ながら普通の矯正治療よりも高くなります．特殊な治療方法なので，どこの歯科医院でも行われているわけではありません．まずは治療を行っている歯科医院を見つけ，期間や費用など相談しましょう．

解説

あまりにかみ合わせのズレが大きい場合や，顎の骨そのものが大きすぎたり小さすぎたりする場合は，**外科矯正**とよばれる方法がとられます．

たとえば下顎前突（受け口）がひどい場合には，下顎を奥歯の後ろの部分で必要な分カットし，後ろに下げて上顎と正しくかむ位置で固定します．この方法では下顎全体が後ろに下がるために顔貌が改善され，審美的であるばかりでなく，治療期間も短いといった利点があります．しかし，入院して外科手術を受けるという点は欠点かもしれません．外科矯正はほとんど大学病院の口腔外科で行われますが，まずは最寄りの歯科医院で相談され紹介を受けるとよいでしょう．

3.8 ライフステージにあわせた治療室

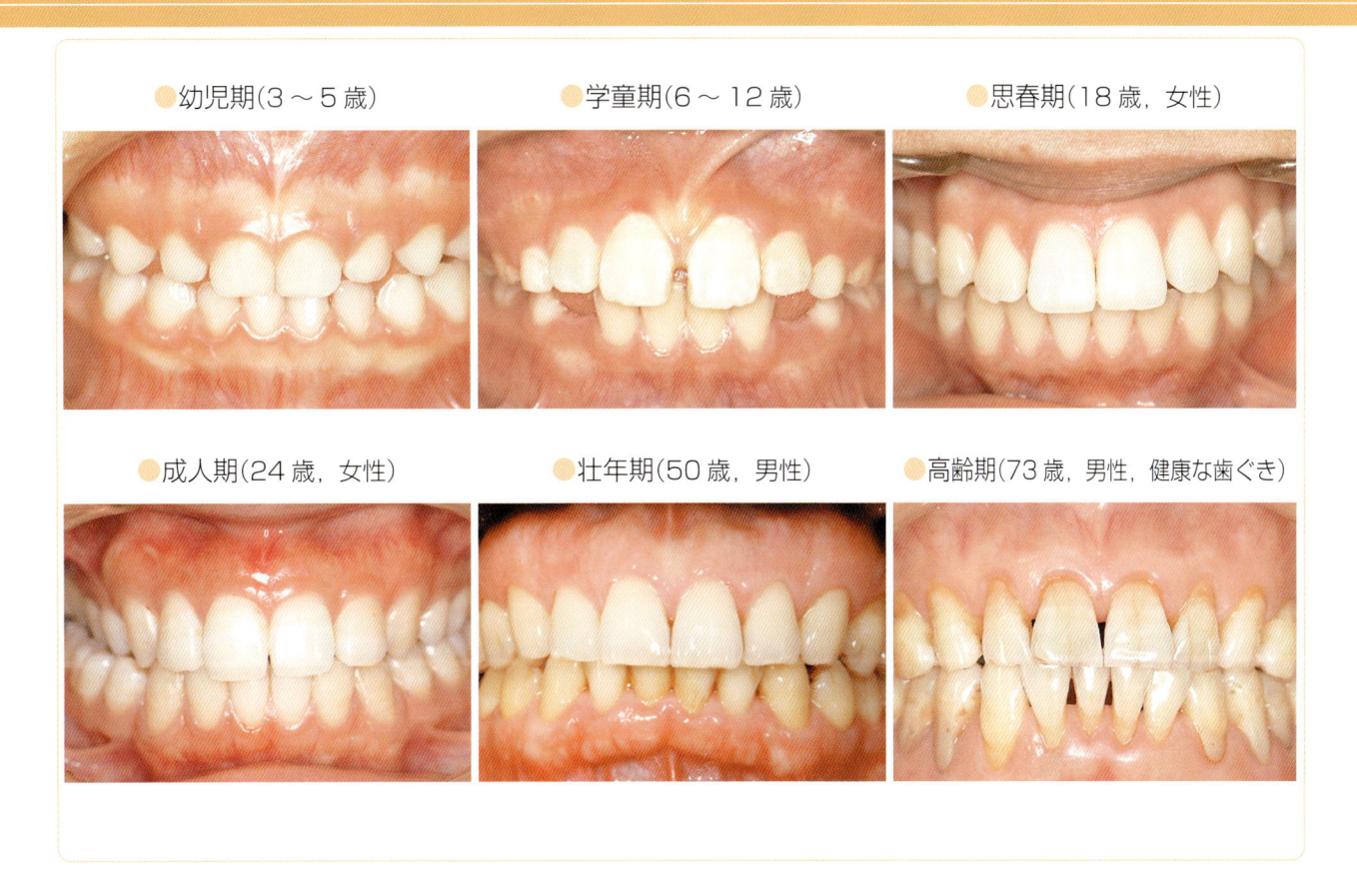

●幼児期（3～5歳）　●学童期（6～12歳）　●思春期（18歳，女性）

●成人期（24歳，女性）　●壮年期（50歳，男性）　●高齢期（73歳，男性，健康な歯ぐき）

　異なった年代におけるいろいろなお口の中の写真を集めてみました．

　こうやってみると私たちのお口の中は，乳歯の時代，混合歯列（乳歯と永久歯が両方ある）の時代，永久歯の時代とさまざまに変化しながら成長してきていることがわかります．

　ここに並べた写真のような，きれいなままのお口の状態はそう簡単に手に入れられるものではありません．現代人の食生活は砂糖をたくさん含み，また軟らかく粘着性のある食べ物が中心で，私たちの歯や，歯を支える組織にとっては過酷な条件といわざるを得ません．一生涯にわたってむし歯や歯周病にかからずに過ごすためには，まるで職人によってきめ細かく手をかけられた盆栽のように，繊細な愛情を「お口」に注ぐことが不可欠なのです．

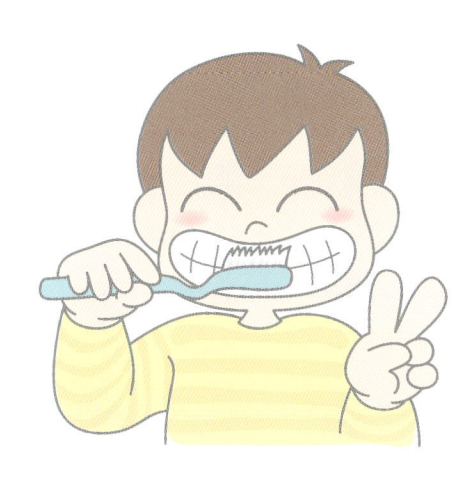

　上のきれいなお口の写真を見てさわやかにさえ感じられるのは，この写真の奥底にお母さん，お父さんの愛情，ご本人の歯に対する愛情，そしてそれを支える歯医者さんの愛情が見てとれるからではないでしょうか？

　歯医者さんは，むし歯や歯周病にかかってしまったお口の中を治療することはもちろんですが，お口の中がきれいで自然なままの状態で一生涯過ごせるようにお手伝いをしたいとつねに考えています．

　この「ライフステージにあわせた治療室」の章では，このように私たちの目指すホームドクターとしての歯科医院という立場をふまえ，「どうしたら一生歯医者さんに行かずにすむか」というよりはむしろ，「一生涯気持ちよく歯を使うためには，どのような形で歯科医院とつきあっていけばよいか」ということについてお話を進めたいと思います．

3.8.1 ライフステージにあわせた歯科治療

解説 ①幼児期・学童期の歯科治療

「三つ子の魂百まで」とはよくいったものですが、まさに大人になってからのお口の中の健康の基礎は幼児・小児時期につくられます。**乳歯**自体は将来的には生え変わるのですが、お口の中の**細菌**の状態というのは大人になるまでずっと引き継がれるものですから、乳歯のときからむし歯になりにくい環境をつくってあげたいものです。食べ物の口移しも大人のお口の中の細菌を子どもに移す可能性がありますので、注意が必要です。

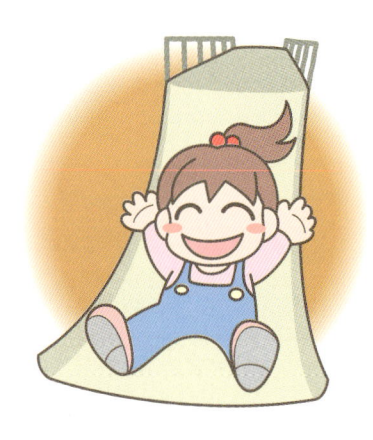

しかし、注意に注意を重ねても**むし歯**ができてしまう場合があります。基本的にはむし歯の治療は大人のむし歯の治療と同じです。小さいむし歯には樹脂をつめ、神経を取るほど大きくなったむし歯に対しては歯根の治療をしたあとでクラウン（冠）をかぶせることもあります。

また、この時期、将来的な永久歯のかみ合わせを予測し、乳歯の段階あるいは最初の永久歯がはえる段階で簡単な矯正装置を用いることで、永久歯へのはえ変わりをスムーズに導く治療もあります。これを**咬合誘導**とよんでいます（☞p76）。もちろん、一般の歯科医院でも小児のむし歯治療をはじめ、咬合誘導も行ってもらうことができるのですが、最近は小児専門の歯科医院も増えましたので、より専門的な治療を望むのであれば、専門医に相談されるとよいかと思います。

解説 ②思春期の歯科治療

思春期には**永久歯**がすべて萌出して完成しています。そこで、この時期の治療でとくに気をつけることは、これから末永く永久歯を使っていくために、むし歯のチェックをこまめに行うとともに、定期的に**ブラッシング**の方法をチェックしたり、**フッ化物（フッ素）塗布**を行ったりすることにより、**歯肉炎やむし歯の予防**に努めることです。学校の勉強や受験、クラブ活動にとこの時期の子どもたちは本当に忙しい毎日を送っています。中高生の学校歯科健診の際などに思うのですが、あまりの忙しさに、ついブラッシングがおろそかになり、歯肉炎や初期のむし歯などを引き起こしている生徒をしばしばみかけます。忙しいなかにも時間を見つけてあげて、春休み、夏休みといった節目にはブラッシングやむし歯のチェックを受けるように御両親が勧めてあげてください。

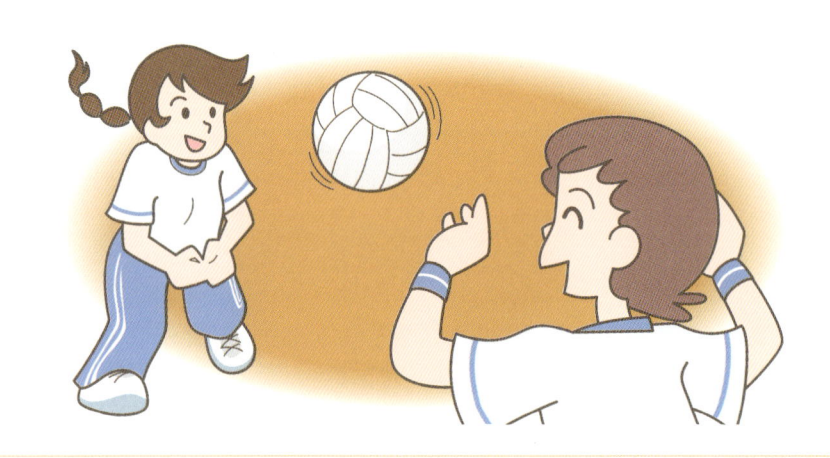

第 3 章 治療室

解説 ③成人期の歯科治療

成人期の歯科治療においてはむし歯の予防だけではなく，**歯周病の予防**に気をつけなければなりません．歯周病は急性症状のない状態で，何年，何十年と長い経過をたどることが多く，歯ぐきが腫れるなどの症状がでて，気がついたときにはかなり進行している場合もあります．定期的な内科の健康診断だけでなく，お口の中も定期的に検査し，むし歯や歯周病が進んでいるところがあれば早めに手を打つ必要があります．また，歯周病は**生活習慣病**といわれており（☞p84），歯周病を治療・予防するには，生活習慣・ライフスタイルを変えていく必要があります．

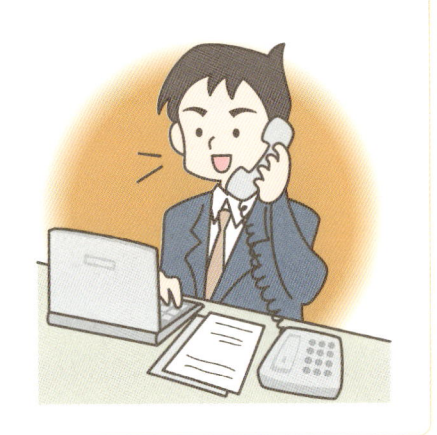

解説 ④壮年期の歯科治療

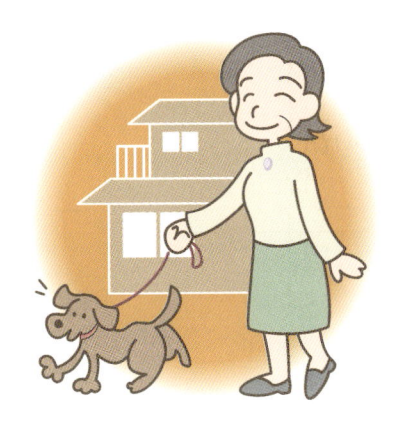

アンチエイジングという言葉を耳にしたことがありますか？　不老，あるいは若さを取り戻すといった意味です．若さを取り戻したいというのは誰もが思うことです．お口の健康でこれらに関することはどのようなことでしょうか？　第一にはしっかりとかむことができ健康であることでしょう．健康なしには若さはありえません．お口の中に歯が抜けてしまっているところや，しっかりかめないところはありませんか？　もしそうしたところがあれば，できるだけ早く歯科医院に行って治しましょう．また，前歯のむし歯は見た目に影響するので皆さんが気になさるのですが，奥歯に関しても同じことで，抜けてしまったりするとかみ合わせが低くなり，お口の横のしわが深くなって全体に老けたイメージを与えてしまいます．いつまでも若々しさを保つためにも歯の治療・お手入れは欠かせないものです．

解説 ⑤高齢期の歯科治療

この時期になると，さまざまな内科的疾患の治療をうけている方も多いことでしょう．この時期に大切なことは，どんな**治療や投薬**を受けているかをしっかりと歯科の主治医にお話することです．たとえば，もともと血圧が高く降圧剤を飲んでいる方は，しっかり血圧のお薬を飲んでいただき，そのうえで麻酔の注射は血圧上昇の少ないお薬を使う，というような対応が考えられます．糖尿病の方は細菌の感染に対する抵抗力が落ちているので，歯を抜いたりする際には主治医に相談し，**抗生物質**を投薬するなどの注意が必要です．

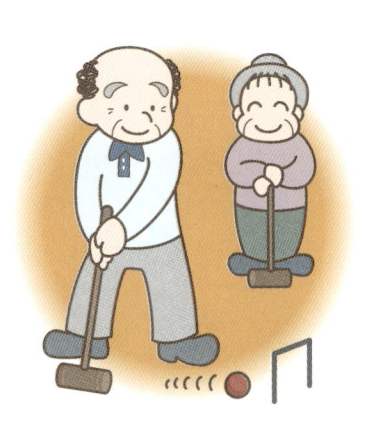

3.8.2 小児のむし歯治療

治療前 こわくないもん

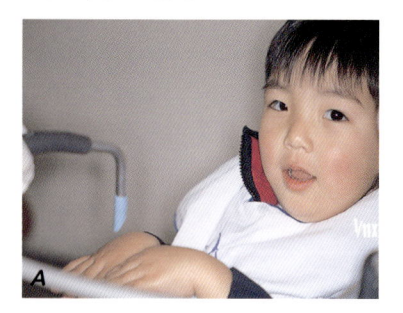

治療中 笑気（気分が落ち着くガス）を使って治療中

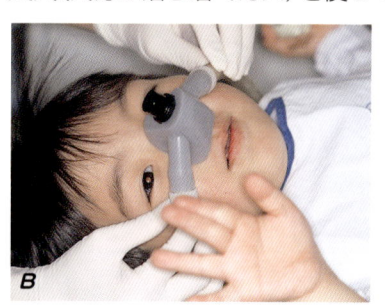

解説

乳歯は生え変わるのだから治療は不要でしょうか？ そんなことはありません．乳歯のむし歯をほっておくと，大きく腫れたり痛んだりするだけでなく，永久歯の歯並びに影響することもあるので要注意です．

ではどのような治療を行い，どのような注意が必要なのでしょうか？ 小児といっても3歳を過ぎる頃から言語の理解力や精神の発達が著しいので，なるべく子どもにわかりやすく説明をし，恐怖心を与えないような注意が必要です（**写真A，B**）．場合によっては最初の何回かは治療をせず，診療室の道具や雰囲気に馴れていくように我慢強く待ってあげることも必要です．

下の写真・**図a**は乳歯の奥歯にできたむし歯で，**図b**はそれをレジン（樹脂）で治したところです．このように比較的小さなむし歯はその日のうちに治療を終えることができます．また，むし歯が大きい場合には金属の詰め物をつくったり，神経をとる治療をしたりして金属冠をかぶせることもあります（**図c, d**）．

むし歯を削るのだけが乳歯の治療ではありません．永久歯へのスムーズな生え変わりを手助けするのも大事な仕事です．**図e, f**をみてください．乳歯の奥歯を早期にむし歯で失ってしまいました．こういう場合は**保隙装置**（ほげき）をつけることで永久歯が生えてくるスペースを確保することができます（**図g, h**）．こういった永久歯への正しいはえ変わりを導いていくような矯正治療を**咬合誘導**とよびます．

≫≫≫ 小さなむし歯の治療のステップ ≫≫≫

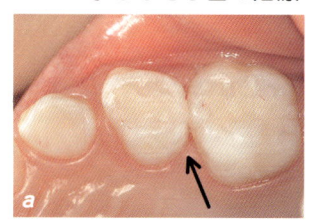

図a 乳歯の奥歯の間にできたむし歯．

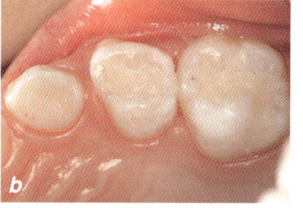

図b レジンという樹脂で埋めて治療を行ったところ．

≫≫≫ 大きなむし歯の治療のステップ ≫≫≫

図c むし歯が大きい場合．

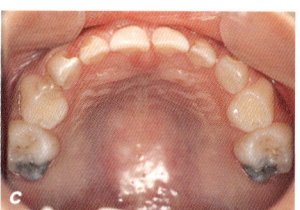

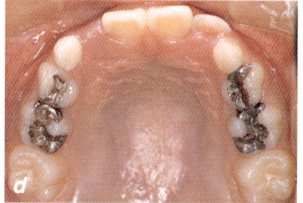

図d 金属の詰め物をする．

≫≫≫ スペースの確保のステップ ≫≫≫

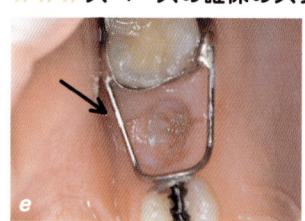

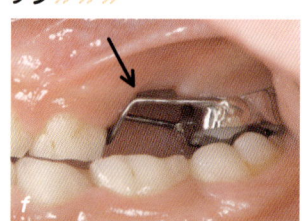

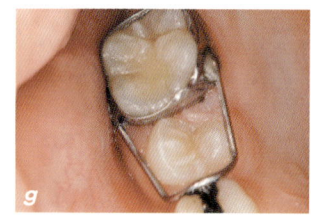

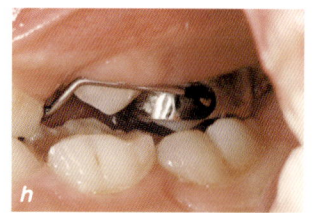

図e〜h 保隙装置を用いて治療．乳歯を早期にむし歯で失ってしまったときに，つぎの永久歯が生えてくるまでスペースを保っておく治療法です．

3.8.3 妊娠中に気をつけること

解説

妊娠期間中，妊婦さんが生活するにあたっての心構えとなるキーワードはなんでしょう？　ずばりそれは，喫煙，飲酒，歯周病です．

①喫煙

まず，喫煙に関しては，1日20本以上喫煙する妊婦さんは，喫煙しない妊婦さんに比べ，自然流産の発生率が2倍以上といわれています．

②飲酒

つづいて，飲酒，とくに妊娠初期の大量の飲酒は生まれてくる赤ちゃんに障害を与える確率が非常に高いといわれています．少なくとも妊娠を考えているときや妊娠期間中は飲酒や喫煙を差し控えたほうがよいでしょう．

③歯周病

それでは歯周病はどうでしょう？　よくいわれることに，「一子を授かると一歯を失う」，「おなかの子どもにカルシウムをとられて歯が弱くなった」などということがあります．これには根拠があるのでしょうか？答えはYesでもあり，Noでもあります．妊娠によって直接的に歯のカルシウムを取られ，歯が弱くなるというのではありませんが，つわりによって，歯みがきができない状況になってむし歯になりやすくなることや，妊娠期間中に女性ホルモンの変化が起こり，これが歯ぐきに影響を及ぼして歯周病になりやすい状況になることが考えられます．

そして驚くことに，歯周病にかかっている妊婦さんはそうでない妊婦さんに比べ，**早産や低体重児出産**の危険性が7倍以上になる，との研究報告がなされています．このようなことから，妊娠期間中はとくに歯周病にならないよう気を配る必要があります．つわりの期間中で歯みがきがしにくいときは，小児用の歯ブラシに替えてブラッシングを行うなどの工夫をしておき，妊娠の状態が5か月目くらいに入り安定したら，一度歯科医院を訪れ，むし歯や歯周病のチェック，また，さらに妊娠中の歯みがきのポイントの指導などを積極的に受けるとよいでしょう．

● **治療を受ける際のワンポイントアドバイス**

もしも妊娠中，歯周病やむし歯が見つかった場合は，産婦人科の医師との相談のうえ治療を行います．一般的に妊娠が順調に経過している場合，妊娠2～3か月の間は応急処置を行い，妊娠5～7か月の間であればエックス線撮影を含めて，一般成人と同じように治療を進めてよいといわれています．早めに治療を受け，来たるべき出産に備えましょう．

妊娠中の治療

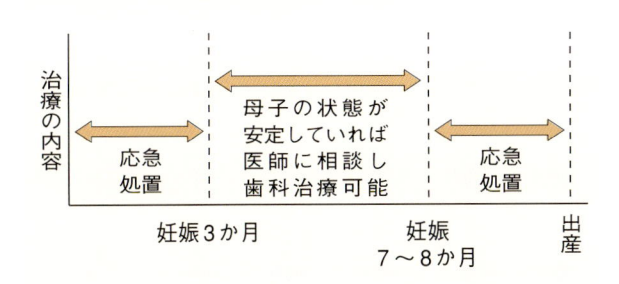

治療の内容	応急処置	母子の状態が安定していれば医師に相談し歯科治療可能	応急処置
	妊娠3か月	妊娠7～8か月	出産

生まれてくる赤ちゃんの乳歯の歯胚(歯をつくるための素)は，なんと受精後50日でつくり始められます．そして妊娠4か月になると，「6歳臼歯」とよばれる最初に生えてくる永久歯である第一大臼歯の歯胚がつくり始められます．これらのことからも，妊娠期間中の規則正しい生活とバランスのとれた食生活は，お母さんから赤ちゃんへの何よりの贈り物である「きれいで丈夫な歯」をつくるための大切な第一歩であるといえるでしょう．

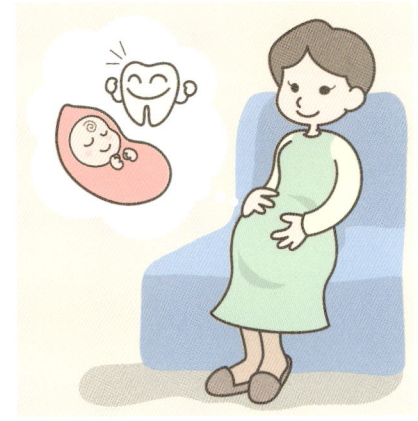

3.8.4 コラム 有病者・生活習慣病

歯周病は心筋梗塞，糖尿病などと同様に，かつては「成人病」という言い方をされていましたが，食生活，喫煙，睡眠時間，運動などの生活習慣にその発症がかかわっており，今では**生活習慣病**とよばれています．

ですから，歯周病をできるだけ改善あるいは予防しようと思えば，私たちの生活の中に潜んでいる歯周病を引き起こすさまざまな要素（危険因子：リスクファクター）を知り，生活習慣を改善していかなければなりません．もちろん，歯周病には遺伝の影響が多分にあることも事実です．しかしその一方で，生活習慣という環境を改善してあげることでこれを予防することができるのです．また，最近の研究で，歯周病はいろいろな全身疾患を引き起こす原因になり得ることがわかってきました．これについては，91ページの箇所でふれることとしますが，まさに「たかが歯の病気」では済まされないということです．歯周病はさまざまな全身の健康状態により引き起こされ，また，全身の健康にいろいろな影響を及ぼしているのです．

ここでは，生活習慣により歯周病を引き起こす可能性のある，**歯みがき**，**喫煙**，**糖尿病**などとの関連から，歯周病という生活習慣病の予防法について述べたいと思います．

歯みがき〜生活スタイルを変えるのは難しい

もっとも重要なのが，**歯みがき（ブラッシング）**の回数・時間・方法という生活の習慣です．これを改善するのは簡単なようで意外に難しいものです．歯周病という病気は，お口の中の細菌の塊（**プラーク**）が原因で起きる細菌の感染症であり，歯みがきとはこの原因となっている細菌をお口の中から取り除く作業です．このことをまず頭の隅において毎日の歯みがきを行うとより効果的かもしれません．

まさに歯みがきは患者さんが今日から行える歯周病の治療あるいは予防法なのです．ですから，具体的な歯みがきの方法や，また，それがうまくいっているかどうかのチェックを定期的にかかりつけの歯科医院で行うことが大切です．

喫煙〜百害あって……

喫煙は歯周病の予防にとって大敵です．タバコの中に含まれるニコチンは歯ぐきの毛細血管を収縮させ，また，ニコチンの作用により免疫力の低下を招きます．ある統計によれば，軽度の喫煙でさえ糖尿病と同じくらい歯周病を悪化させる原因になるともいわれています．

できることなら禁煙を，そうでなくともできるだけタバコを吸わない努力をすることは，あなたの歯ぐきの健康だけでなく全身の健康にも役立ちます．

糖尿病〜コントロールが大切

糖尿病患者の歯周病発症率は健常者の2倍以上といわれています．原因は血糖値が上がることにより免疫力の低下を招き，感染症を悪化させることによります．また，治療にあたっても長時間の治療が低血糖の引き金になることもあり注意が必要です．

糖尿病にかかっている方は，お薬や食餌療法により，血糖値をコントロールすることはもちろんのこと，感染予防の面から歯みがきを念入りに行う必要があります．とくに「歯を抜く」といったような外科処置を必要とする場合には，きちんと血糖値がコントロールされているかどうか，内科医の指示を仰ぐ必要があるでしょう．

参考資料 血糖値の目標（日本糖尿病学会：糖尿病治療ガイド，1999）

空腹時血糖値 mg/dL	食後2時間血糖値 mg/dL	HbA1c %	コントロールの評価
< 100	< 120	< 5.8	優 (excellent)
100〜119	120〜169	5.8〜6.5	良 (good)
120〜139	170〜199	6.5〜7.9	可 (fair)
≧ 140	≧ 200	≧ 8.0	不可 (poor)

注）空腹時血糖値≧140mg/dL,食後2時間血糖値≧200,HbA1c≧8.0%が続き,生活改善・指導による努力によってもHbA1c≦7.9%にならない場合は専門医を紹介する．

3.9 予防歯科治療室

	特徴	アドバイス
妊娠中	▼出産後，むし歯が母子感染する ▼ホルモンの変化などにより歯肉の炎症が起こりやすい	▼お子さんにむし歯をうつさないように，安定期に歯科治療を終了させましょう ▼つわりなどで歯みがきは大変でしょうが，しっかりブラッシングすることで，歯肉の炎症を抑えることができます
乳幼児～学童期	▼むし歯が増える時期	▼母子感染の防止のため，食べかけを与えたり口移しなどするのはやめましょう ▼甘党にしないようにおやつを工夫しましょう ▼おやつは時間を決めて与えましょう ▼フッ化物（フッ素）での洗口や塗布を積極的に行いましょう ▼キシリトールガムもむし歯予防に効果的です
思春期	▼歯がはえそろう時期 ▼歯肉炎・顎関節症などが起こりやすい ▼親のいうことを聞かない ▼受験勉強などで生活が不規則になりやすい	▼ストレスでも歯肉炎や顎関節症は起こるので早めの受診を！ ▼忙しさのあまり，お口は不潔になりがちです ▼定期健診を心がけましょう ▼キシリトールガムは歯みがきができないときに効果的
成人期～壮年期～高齢期	▼歯周病により，失う歯が増える	▼たばこは，歯周病を悪化させます ▼ストレスをためないよう適度な運動などで気分転換しましょう ▼歯が動いたり抜けたりしたら放置せずに早めに受診しましょう ▼加齢にともない唾液は減少し，お口が乾燥したり，むし歯が増えたりします ▼歯科医院でのPMTC（歯のクリーニング），フッ化物（フッ素）塗布，唾液をだす訓練，保湿剤などで予防しましょう

解説

お口の2大疾患であるむし歯と歯周病は，進行することで歯が抜けたりかめなくなったりして，食生活や社会生活に支障をきたし，全身の健康に影響を及ぼします．こうなる前に早めの**予防**が大切です．予防といっても各年齢層によって異なりますので，それぞれのライフステージに合わせた予防法のポイントを説明します．

　口の中の2大疾患であるむし歯（う蝕）と歯周病は，その成り立ちが解明され，予防処置によってその発症をくい止めることができるようになってきました．すでに北欧では予防的な取り組みによって，若年者のむし歯や歯周病が激減しています．いかにしてそれが実現したのか？という質問に対する答えは，「予防，さらなる予防，そしてそれ以上の予防」であったそうです．とくにスウェーデンにおいては，1～19歳までの若者のほぼ100％が**定期健診**を受けていることに加え，**フッ化物（フッ素）**を使った予防がむし歯や歯周病予防に効果を上げているようです．

　このようにむし歯や歯周病は，自分の歯は自分で守るという「自己責任」と，それをサポートする専門家によって十分にコントロールすることができます．

　この章では，健康な人に対してもひき続き健康であるために，むし歯・歯肉炎・歯周病の予防法として，**ブラッシング法**やフッ化物（フッ素）などについて，できるだけくわしく説明し，また，むし歯や歯周病の治療を終えた人に対しても，再発防止のために**メインテナンス**の大切さを解説していきます．さらに個人のむし歯のかかりやすさを科学的に診断する**唾液検査**や，気になる**口臭**の原因などについても触れていきます．

参考文献
1. Per Axelsson・著，高江洲義矩・訳『リスクに応じた予防歯科学 入門編』クインテッセンス出版，2001年．

3.9.1 プラーク（歯垢），歯石の除去

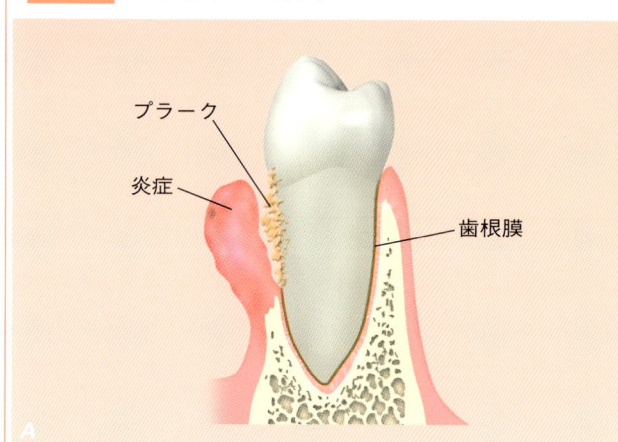

参考 歯周病の進行図

参考 歯石もこうなるとブラッシングでは取れません

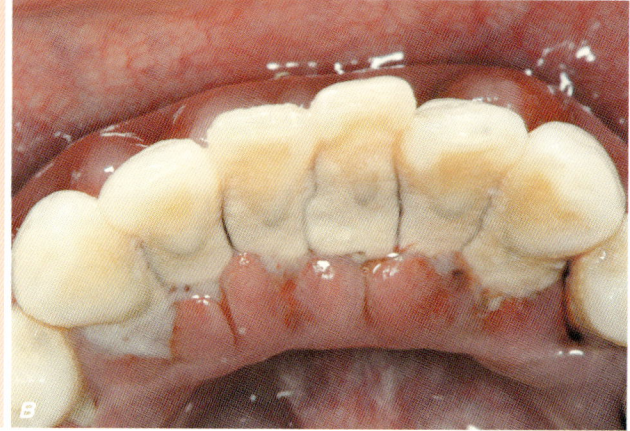

解説

プラーク（歯垢）や**歯石**（**写真B**）はどうしてとらなければいけないの？と疑問に思われる方に，プラークや歯石の為害性や歯周病予防の大切さを知ってほしいのです．プラークは細菌性の沈着物で，歯石はそれが石灰化したもので，それらは**むし歯**や**歯周病**を引き起こす因子になります．プラークのなかの細菌は歯に付着した食べかすを利用して酸をつくり，歯の表面のエナメル質を溶かします．そのほか，細菌性のプラークが歯と歯ぐきの間に入りこんで停滞すると歯肉に炎症が起こります．その状態が続くと，細菌のだす毒素で**歯根膜**（歯と骨をつないでいる線維）が破壊され，さらに奥へと進行します．その結果，歯を支えている骨が溶け，最後には歯を失います．それだけでなくプラーク中の細菌は，炎症部の血管内に入り込み，血液を通って全身に流れていき，**動脈硬化**や**心疾患**のひき金となります．これでプラークや歯石の害の重大さがわかりましたね．日頃から予防することが大切なのです．

むし歯も歯周病も，細菌性のプラークが原因で起こります．プラークは患者さん自身の歯みがきで取り除き，歯石はわれわれ専門家である歯科医師・歯科衛生士が取り除きます．お互いに力をあわせてがんばりましょう！

≫≫≫歯石除去のステップ≫≫≫

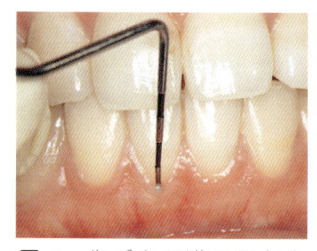

図a 歯ぐきの溝の深さをチェック．

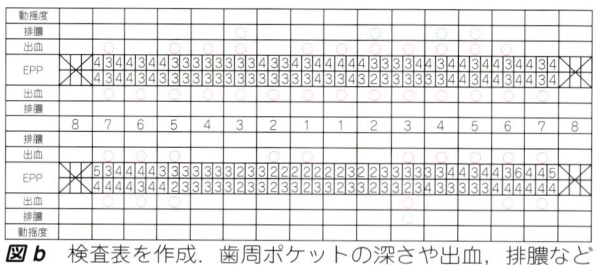

図b 検査表を作成．歯周ポケットの深さや出血，排膿などの状態を確認する．

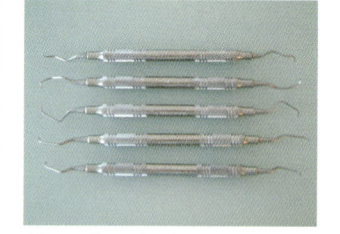

図c 歯石とり．スケーラーを用いて歯石を除去します．

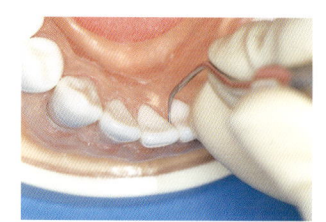

図d 前歯の歯石を除去．

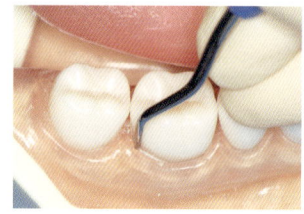

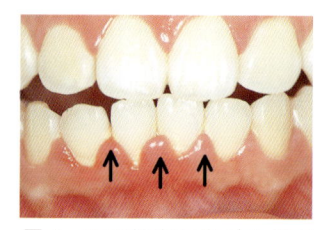

図e 臼歯の歯石を除去．

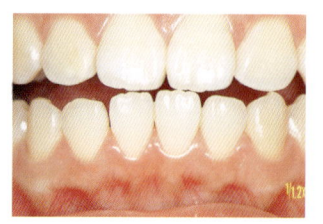

図f 下の前歯の歯ぐきが赤く腫れています．

図g 引き締まったピンク色の歯ぐきになりました．

3.9.2 口腔衛生指導・生活指導

解説

「歯みがきはいいから早く治療して！」毎日忙しいとこう考えるのも仕方がないことでしょう．しかし，むし歯の原因の1つの生活習慣や歯みがきの仕方を専門的な指導で改善しなければ，短期間に何度となく治療をくりかえすことになります．**口腔衛生指導**には，①生活指導（生活習慣の改善），②食事指導（間食・糖質摂取指導），③歯みがき指導（動機付け，正しいみがき方），などがあります．ここでは口腔衛生指導のメインである歯みがき（ブラッシング）について説明します．

お口の中の汚れやすさ

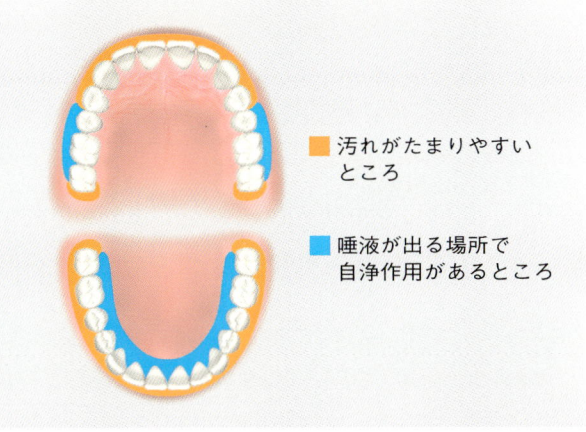

- 汚れがたまりやすいところ
- 唾液が出る場所で自浄作用があるところ

ブラッシングの方法

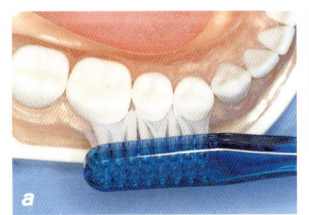

a 毛先は歯ぐきすれすれにあてて小刻みに動かす．

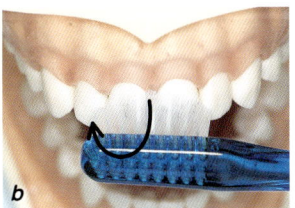

b ブラシのわき腹を歯ぐきに当て，歯の先に向かって半回転する．

きれいに見えてもこんなに汚れている！

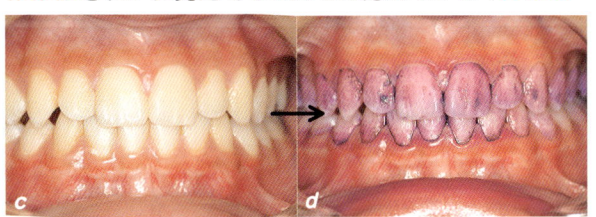

c, d プラークを染め出すと，汚れているところがはっきりします．

補助的清掃用具：色々なものがありますが，お口の状態や場所によって使い分けが必要です

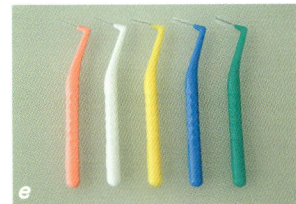

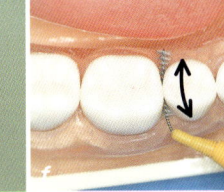

e, f 歯間ブラシ

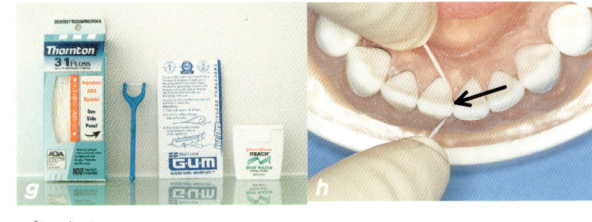

g, h デンタルフロス

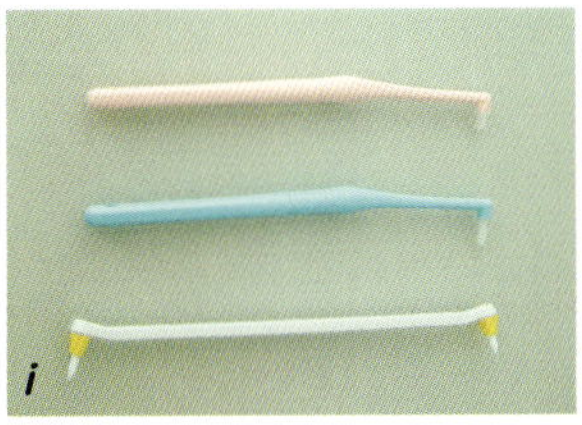

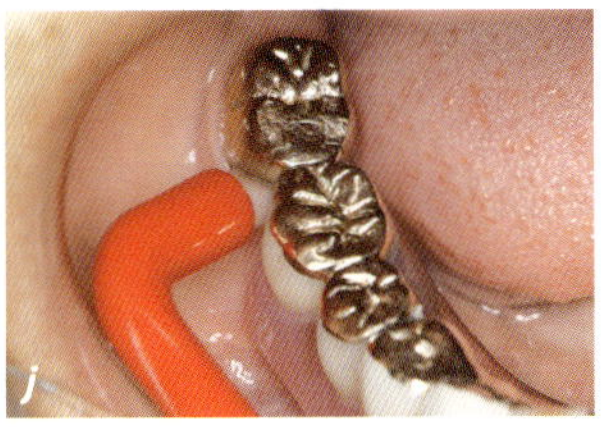

i, j タフトブラシ

新しい清掃用具

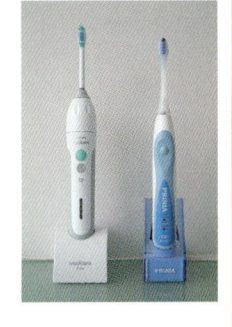

電動歯ブラシ，音波歯ブラシ，超音波歯ブラシなどが登場しました．そのなかでも**音波歯ブラシ**は，電動歯ブラシとは違って音波で汚れを落とすので，毛先から離れた汚れまで落とすことができます．歯ブラシが届きにくい部位に有効で，子どもや矯正中の人，高齢者・要介護者などにお勧めします．最近では，短時間できれいにみがけることや，CMやデザインの良さから，若い世代に使用者が増えています．

3.9.3 予防とメインテナンス

歯みがきに便利 タフトブラシ

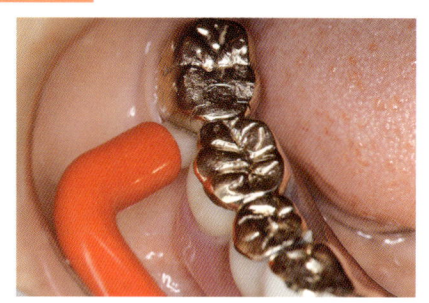

歯みがきに便利 歯間ブラシ

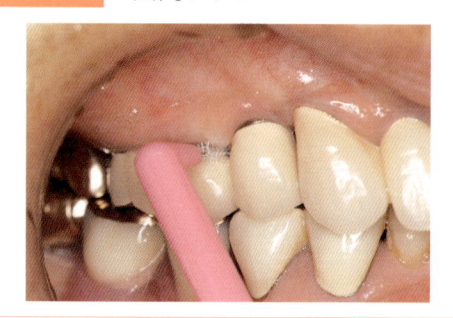

解説

予防とは，歯科においてむし歯や歯周病の発生を防ぐ（一次予防）だけでなく，治療後の再発の防止（二次予防）や口腔内の機能回復（三次予防）を目的とするものです．そして**メインテナンス**は，このなかの二次予防にあたり，治療した歯や歯ぐき，クラウン（冠）や詰めものが長持ちするように管理して口腔内の機能を十分発揮できるように維持・管理することです．最近では，治療するだけでなく，健康増進をサポートする**ヘルスプロモーション**を行う歯科医院も増えてきました．右表に実際に自分でできる予防（**セルフケア**）と専門家による予防（**プロフェッショナルケア**）のポイントをそれぞれ説明します．

セルフケア
① **歯みがき**：1日に2〜3回食後に
② **補助的清掃用具**：タフトブラシ，歯間ブラシ，デンタルフロス
③ **プラーク抑制剤**：フッ化物（フッ素）入り歯みがき粉（歯磨剤），フッ化物ジェル，キシリトール入りガム，洗口剤，洗浄剤
④ **抗菌剤入り含嗽（うがい）剤**

プロフェッショナルケア
① **定期健診**（エックス線診査，歯肉の検査，プラーク付着，歯石の除去など，☞p112）
② **リスク検査**（むし歯や歯周病にかかりやすい度合い，☞p89）
③ **PMTC**（歯科医院で行う専門的歯面清掃，☞p88下部）
④ **フッ化物（フッ素）の塗布**（高濃度）

▶▶▶▶ セルフケア／主に家庭で行うお手入れ ▶▶▶▶

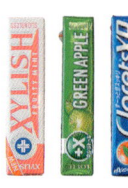

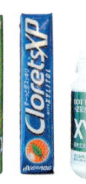

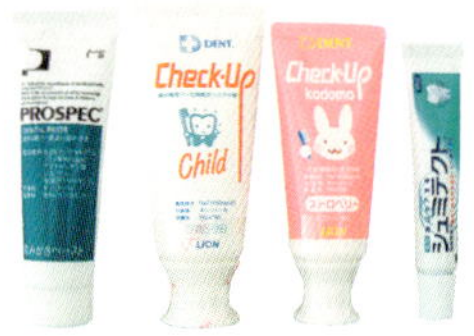

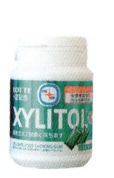

図a 歯みがき粉． 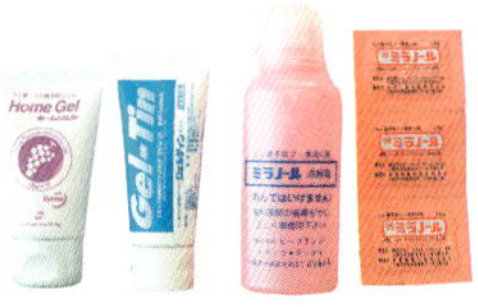　　図b フッ化物ジェル．　　図c キシリトール入りガム． 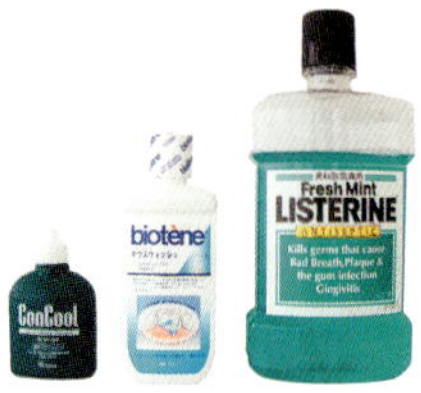　　図d 含嗽剤（うがい薬）．

▶▶▶ プロフェッショナルケア（PMTC）／歯科医院で行う専門的な予防処置 ▶▶▶

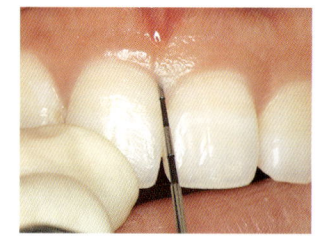

図e メインテナンス時の検査．

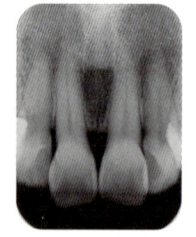

図f エックス線写真．軽度の骨吸収はあるが，メインテナンスにより安定しています．

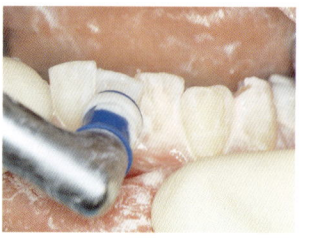

図g PMTC．

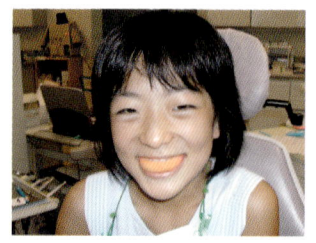

図h フッ化物（フッ素）塗布．

3.9.4 むし歯のかかりやすさの検査（カリエスリスクテスト）

解説

　昔は、「むし歯になった歯を削ってつめる」という治療が一般的で、その歯がまたむし歯になれば再治療の繰り返しで、だんだんと歯を削る範囲が広がっていました．しかし現在では、1人ひとりのお口の中の状況を科学的な根拠に基づいて診断し、むし歯の「かかりやすさ」の程度を知ることができます．これが**カリエスリスクテスト**です．カリエスリスクテストでは、お口に関する問診・視診を行い、その後に口の中より唾液を採取して細菌を培養し、唾液中のむし歯の原因菌であるミュータンス菌数や、唾液の分泌量を調べます．そのほか、嗜好・生活習慣やフッ化物（フッ素）の使用状況などを加味して、総合的に患者さんのむし歯のかかりやすさを判定します．

カリエスリスクテストの流れ

①問診・視診
- むし歯の有無チェック
- 汚れの付き具合チェック
- 飲食の回数チェック
- つめもの・クラウン（冠）のチェック
- フッ化物の使用状況のチェック

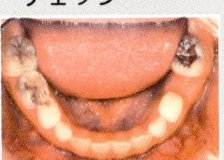

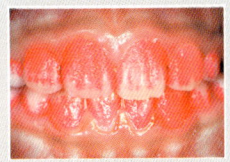

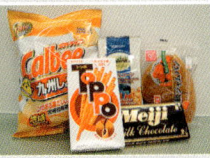

②唾液の採取

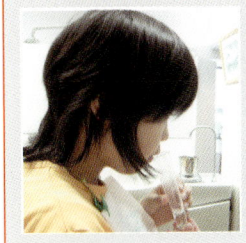

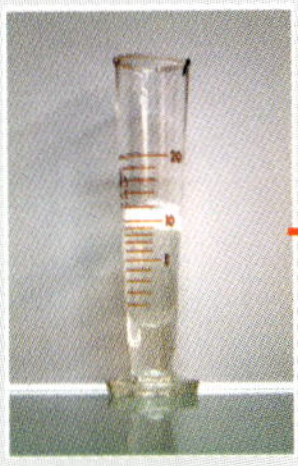

③検査
- 唾液の量（mL/分）
  → 多いほどむし歯になりにくい
- 緩衝能（むし歯菌を防ぐ力）
  → 高いほどむし歯になりにくい
- 細菌数
  → 多いほどむし歯になりやすい

④診断チャートの作成

　問診・視診・唾液検査をあわせてチャートを作成．

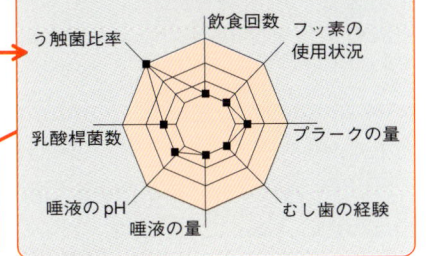

（項目：う蝕菌比率／飲食回数／フッ素の使用状況／プラークの量／むし歯の経験／唾液の量／唾液のpH／乳酸桿菌数）

上図：参考・㈱ビー・エム・エル

⑤リスク軽減のための治療計画

　個人のむし歯のかかりやすさ（カリエスリスク）が診断され、そのリスク（ハイリスク・ローリスクなど）に応じた予防の治療計画を決定．

⑥リコール

　約3か月後、リスクが軽減しているかどうか、問診・視診を含めチェック！
→必要があれば、再度唾液検査を行う．

3.9　予防歯科治療室

3.9.5　口臭

解説

　口臭の原因の多くは，細菌が産生するメチルメルカプタンや，硫化水素などの揮発性硫黄化合物であることが明らかになっています．つまり，お口の中が不衛生でむし歯があると，細菌がその食べかすを分解して強い口臭となります．また，**歯肉炎**や**歯周病**があると，歯肉からの出血や排膿（ウミがでる），歯周ポケット内のプラークなどによる特有の強い口臭になります．つぎに，空腹時や起床時の口臭は，一時的な唾液の減少によるものなので，歯みがきや朝食をとることでなくなります．予防法は，しっかりブラッシングすること，食べたらすぐみがくこと，むし歯や歯周病の治療を受けることです．

　その他，においの強い食品，たばこ，アルコールなども口臭の原因となります．歯科の治療が終わっても治らない方は，呼吸器系や消化器系などに原因があるかもしれませんので他科の診査が必要になります．

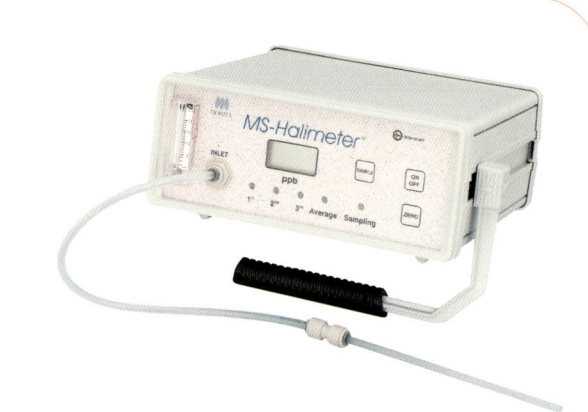

ハリメータ（口臭測定器，㈱モリタ）．

　あまりに神経質になりすぎて，正常でありながら口臭を気にされる方は**自臭症**かもしれません．一度歯科を受診されることをお勧めします．

　現在では歯科大学病院に口臭外来があるところもあります．

口臭の原因	治療法
①細菌の酸が産生するガス	▼歯みがき指導
②唾液の減少や性状の変化	▼起床時や空腹時の口臭→生理的なものなので，歯みがきや食事をすれば治ります ▼口腔乾燥による口臭→唾液分泌を促進させる治療 ▼お口をいつも開けている人→閉じる訓練
③歯周病	▼歯周病治療
④たばこ，アルコール，食品などの嗜好品	▼生活指導 ▼カウンセリング ▼舌表面の清掃
⑤内科的・耳鼻科的疾患	▼他科の受診 ▼原因疾患治療
⑥他覚的に正常範囲であるが本人がとくに気になるもの	▼**自臭症**のチェック ▼カウンセリング ▼精神不安がある場合，精神科との共同治療

3.9.6 歯周病と全身疾患（ペリオドンタルメディシン）

解説

歯周病は「歯の病気」だから，歯周病にかかってもせいぜい歯がなくなるくらいのことで，全身の健康とは別のものだと考えていませんか？　答えはNOです．最近の歯周病に関する研究において，歯周病は**心臓や肺の病気**，**糖尿病**，また**流産**や**早産**といったさまざまなことに関連し，私たちの健康に深くかかわっていることがわかってきました．右表に歯周病からくる口腔細菌が影響を及ぼすさまざまな疾患についてまとめてみました．

◆

右の表に示すようにお口の健康は，全身の健康と互いに深く関係をもっており，予防医学の第一歩ということができるでしょう．まさにお口は「体の入り口」，「健康の入り口」なのです．

ペリオドンタルメディシン

出産
動脈硬化　心臓病
お口の健康は全身の健康と深くかかわっている
肺炎
糖尿病

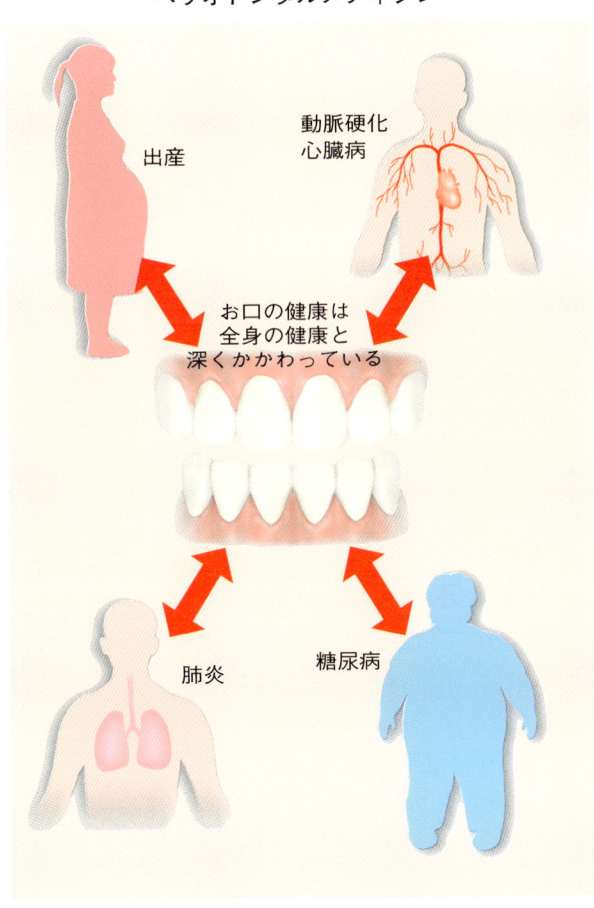

動脈硬化	お口の中の歯周病菌が血流を介して心臓に運ばれ，その血管が炎症を起こし，**心内膜炎**や**動脈硬化**を引き起こす可能性が考えられます．ある研究によると，歯周病患者の**心疾患**による死亡率は健康な人の1.9倍，**心臓発作**は2.8倍といわれています．
糖尿病	**糖尿病**に罹患している人は体の免疫力が衰え，健康な人に比べて歯周病にかかりやすいとのことを述べました（☞p84）．これとは反対に，歯周病の治療を行うことによって，糖尿病患者のHbA1c（血糖値のコントロールがうまくいってるかどうかを示す検査値）の値が低下することが多く報告されています．糖尿病の治療に歯周病治療が一役買っているということです．このことから，お口の中の疾患である歯周病と全身性の疾患である糖尿病が，お互いに深く関与していることがわかります．
誤嚥性肺炎	摂食や嚥下時（物をのみ込むとき）の気道閉鎖機能が衰えた老人において，歯周病菌をあやまって肺や気管支に送り込むことにより，**肺炎（誤嚥性肺炎）**を引き起こすことが知られています．とくに寝たきりの老人において，原因不明の微熱が続くような場合，お口の中をていねいに清掃することにより，それが治ったという報告もあります．
早産・低体重児出産	妊婦が重度の歯周病にかかっている場合，歯周病菌の毒素が体内の炎症性物質を増加させることにより，**低体重児出産**や**早産**の引き金になると考えられています．また，喫煙や飲酒と同様に**流産**とも深くかかわっているといわれています．

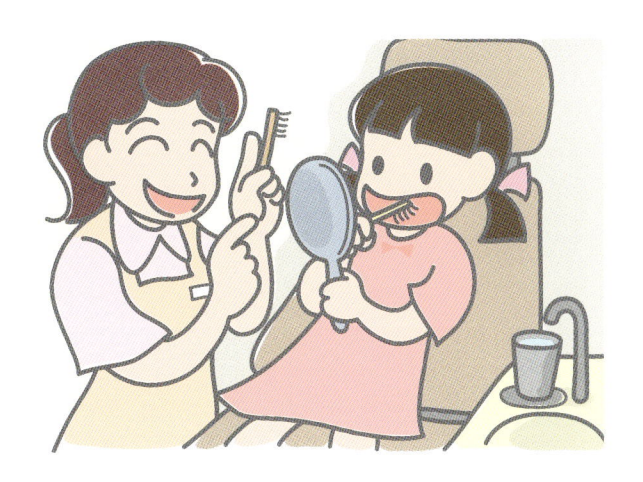

第4章 相談室
お口のトラブル Q&A100

4.1 お口のトラブル Q&A100

1. 美しい笑顔のための治療室

Q1 歯に横縞があるのですが，どうしてですか？ それは治りますか？

A 歯の構造の異常や色調の異常が原因と考えられます．「構造」の異常は，歯の形成期に何らかの原因で異常が起こったものです．「色調」の異常は，内因性のもので歯の形成期にテトラサイクリン系の抗生物質を長期間服用したときに起こります．いずれも，歯の表面が横縞や白斑，暗褐色を呈します．この横縞は漂白をしてもとれにくいために，治療法として歯の表面を少しだけ削って貼る**ラミネートベニア法**がよく選択されます．この方法は歯のダメージも最小限なうえに，見た目も自然で，美しい笑顔が戻ります．

Q2 歯と歯の間に隙間があり気になります．なにかよい方法がありますか？

A 一般的に歯と歯の間に隙間ができている場合，つぎのような状況が考えられます．
①歯数が少なく空隙(隙間)ができている場合
②歯周病が進行して歯を支えている歯周組織が弱くなることにより，上顎の前歯が広がって前にでてきている場合
などです．

①については，まず矯正治療による改善が考えられます．隙間が小さい場合，プラスチックのような詰め物(コンポジットレジン)で間を埋めるか，歯の表面を少しだけ削って**ラミネートベニア**を接着剤で貼付けて，見た目をよくすることができます．隙間が大きい場合は**インプラント**や**ブリッジ**により，空いている歯を補う方法を採用します．

②のように歯周病により歯並びが開いてきた場合，まず歯周病の治療をきちんと行った後に歯並びの**矯正**により，歯を元の位置に戻します．しかしながら，移動後に歯が再び開いてこないようにセラミックの歯で連結固定を行うなどの確定的な処置が必要です．

Q3 笑うときに上の歯ぐきがみえます．そのため大きく人前で笑えず，口をついつい手で隠してしまいがち．なにかよい治療法は？

A 現代はコミュニケーションの時代です．楽しく会話をして相手に好印象を与えることは，ビジネスの世界に留まらず日常会話でも重要ですね．そのようなときにみえる健康な白い歯とピンクの歯ぐき(歯肉)は大きなチャームポイントになることでしょう．しかし質問のように，笑うと上顎の歯ぐきが過度にみえる状態は，専門的には**ガミースマイル**とよばれています．それは，①笑ったりするときに使われる表情筋の動きに原因がある場合，②歯・歯ぐきと唇の関係やかみ合わせに原因がある場合，③その両方に原因がある場合，などが考えられます．治療法は表情筋の筋肉の動きをよくする**スマイルトレーニング**や，歯ぐきを切除したりする外科的な治療法などがあります．いずれにしても専門の先生に相談されるとよいでしょう．

Q4 前歯の詰め物の色が茶色になってきました．治療は必要でしょうか？

A 前歯の白い詰めものは**コンポジットレジン**というプラスチックに似たレジン系の素材がほとんどです．この材料は吸水性ですので，水に溶ける色素(お茶，ワイン，コーヒー，タバコなど)を取り込みやすく，個人差はありますが，治療後徐々に変色します．初期の小さな変色は研磨をするだけできれいになります．しかし，大きい変色の場合は，再治療をする必要があるでしょう．

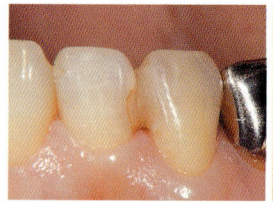

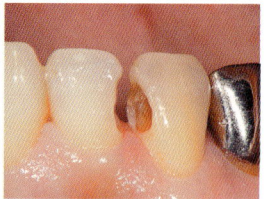

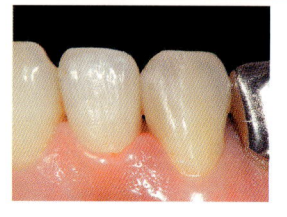

第4章　相談室：お口のトラブル Q&A 100

Q5 数年前に神経をとった前歯の色が茶色くなってきてほかの歯と比べて気になります．いい治療法はありませんか？

A　神経をとった歯は，時間がたつとほとんどの場合変色します．解決方法には，歯の状態（変色の程度，歯質の量など）により，①**ホワイトニング**（☞p26），②**セラミッククラウン**（冠）などによるかぶせ物（**参照**：p27）があります．ホワイトニングは，歯質の削除量が少なくてすみますが，1本1本の色の調節が難しく，数年たつと色の後戻りがあるという欠点もあります．セラミッククラウン（冠）などのかぶせ物は，歯質の削除量は大きくなりますが，繊細な色合わせや形態の修正が可能となります．

Q6 最近，前歯が出てきたような感じがするのですが？（50代女性）

A　歯周病の進行や，むし歯などの原因で奥歯が喪失されているか，奥歯のかみ合わせがしっかりしていないことが考えられます．そもそも口の中は奥歯，前歯がそれぞれの役割を分担して安定した状態を保っています．そのバランスがくずれて本来奥歯が担うべきかむ力の負担が前歯にかかってきて前歯が動いた可能性も考えられます．

Q7 数年前に前歯を抜歯してブリッジにしたところ抜歯した部分の歯ぐきが凹んでそこの人工の歯が長く見えて気になります．きれいにできないでしょうか？

A　抜歯後の歯ぐきは吸収して隣の天然歯にくらべて歯ぐきが下がる傾向にあります．このため現在では，なるべく抜歯時に歯ぐきを下がらせないような処置や，下がってしまった歯ぐきを増大させる処置も可能になってきました．そのような処置を行うと歯ぐきの陥没が改善されてブリッジの人工歯も天然歯と同じようにきれいにできます．

治療前　　治療後

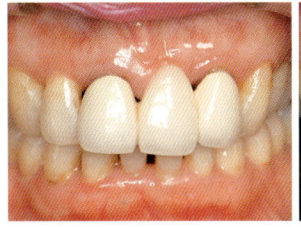

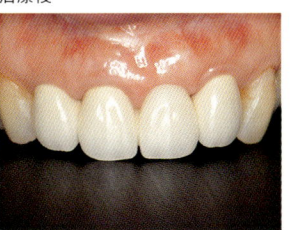

Q8 爪のマニキュアのような方法で歯にもマニキュアができませんか？

A　数種類のタイプの歯のマニキュア（**表面コーティング材**）があります．自分で塗るタイプのものもあり，簡単にきれいになるように思われがちですが，はみ出しによる歯ぐきの炎症など欠点も多く，注意が必要でしょう．

2. 歯が欠けたり抜けたりしたときの治療室

Q9 インプラントっていったい何年もつのですか？

A　トロント会議（インプラントに関するコンセンサス会議）で行われたインプラントの評価基準では1971〜1976年に埋入された1,004本のインプラントの15年後での成功率は90％以上であったとの報告がなされています．しかし，それは患者さんの日ごろのケア（口腔内の衛生状態）に大きく関係してきます．口の中の衛生状態が良好であればもちろん長持ちしますし，手入れが悪いとおのずと寿命が短くなってしまいます．定期的なかみ合わせのチェックとプラークコントロールがとても大切になってきます．

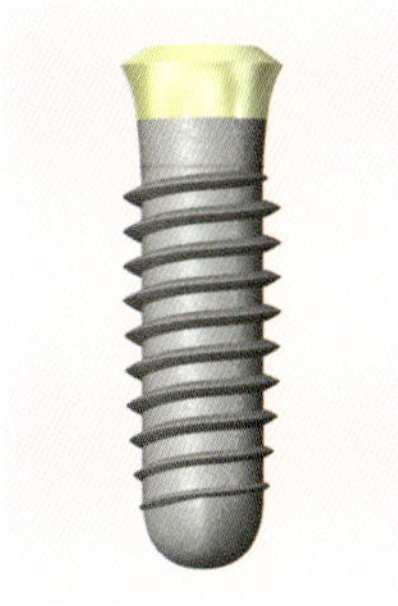

Q10 インプラントはまだ十分に確立されてないと聞きました．

A　現在のタイプのインプラントが歯科界に登場して約40年が経過しましたが，インプラント体の構造も飛躍的な進歩を遂げています．さらに数多くの臨床統計，基礎研究や論文が報告され，現在では歯科大学でも積極的にインプラントを取り入れ始めています．十分な診査と適正な診断のもとで行われれば，むしろ他の歯科治療よりも確実で予知性のある治療方法だと考えられています．

4.1 お口のトラブル Q&A100

Q11 インプラント治療に年齢制限はあるのでしょうか？

A　インプラント治療は，お口の中の自己管理がしっかりとでき，通常の抜歯処置が可能な方であれば基本的には可能です．しかし，若年者においては矯正でのインプラント応用を除いて，成長期をすぎるまでは避けておいたほうが望ましいでしょう．

Q12 インプラントの治療費はどのようにして決められるのですか？

A　インプラント治療をするにあたっては，一般の歯科治療以上に，診断や処置にさまざまな準備が必要になります．また，手術にあたっては，一般の外科処置に準じた環境（滅菌処置，使いすての器具など）が必要になります．インプラントの治療費は，これらの材料費や技術料をもとに設定されます．

Q13 まだ歯を抜かなくてよい（と感じられた）歯を抜歯され義歯になりました．本当に抜かなければならなかったのでしょうか？

A　症状がなくても抜歯しなくてはならない場合もあります．抜歯される前に十分納得できるまでその必要性と抜歯後の治療方法を説明してもらうことが重要です．

☞ 3.2　歯が欠けたり抜けたりしたときの治療室

Q14 転んで前歯が抜けたときどうしたらいいですか？

A　抜けた歯を乾燥させずに，口の中にくわえたままか，牛乳のなかにつけて，なるべく早く近くの歯科医院にお急ぎください．条件がよければ，**再植**も可能となります．

Q15 歯が折れてしまったのですが，抜かないといけないのでしょうか？

A　歯のどの部分で折れたかにより処置方法が異なります（右上イラスト）．
①歯冠部のみで歯髄まで及んでいない場合
②歯髄が露出していて歯槽骨まで及んでいない場合
③歯槽骨まで破折が及んでいる場合
　一般に③の場合は，抜歯の対象となります．

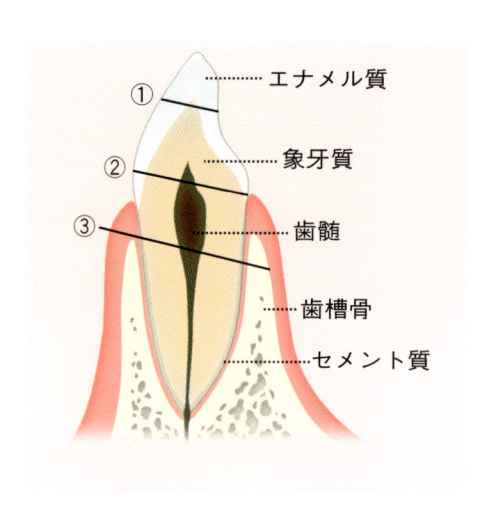

①……エナメル質
②……象牙質
③……歯髄
　　　歯槽骨
　　　セメント質

Q16 入れ歯安定剤は使わないほうがいいのですか？

A　入れ歯（義歯）安定剤をつけた入れ歯を使っていると，歯ぐき（歯肉）の減り方が早くなったり，入れ歯のかみ合わせがかわったりします．その結果，入れ歯の調整が難しくなります．入れ歯安定剤は，歯科医院に行くまでの間の応急的使用にとどめておきましょう．

Q17 入れ歯をしばらく入れていなかったら合わなくなったのですが？

A　入れ歯は，長い間乾燥した状態で放置しておくと変形してしまいます．歯ぐきの形も，残っている歯の位置も時間とともに変化していきます．その結果，入れ歯は合わなくなります．

Q18 入れ歯は就寝中，外していてもいいのでしょうか？

A　就寝時を含めていつも入れ歯（義歯）を装着しておくようにと助言されたときは，**顎関節**を含め筋肉や残存歯に対する機能的なバランスを保つためです．就寝するときに総入れ歯を外すよう指示されたときは，歯ぐき（歯肉）を休ませるためです．状態によって異なりますので，就寝中に入れ歯を装着するかどうかについては，歯医者さんの指示に従ってください．

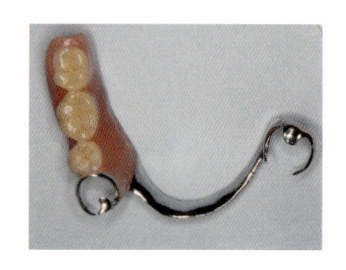

第4章　相談室：お口のトラブル Q&A 100

3. かみ合わせ治療室

Q19 歯ぎしりをしているといわれたのですが，治療法はあるのですか？

A　習慣的に歯ぎしりをしている人は，治療により歯ぎしりを治すことは困難でしょう．ただ，歯ぎしりによって歯が極度に摩耗してきたり，歯が揺さぶられてグラグラしてきたりする場合には，対症療法として睡眠時に**ナイトガード**というマウスピースの一種を装着します．

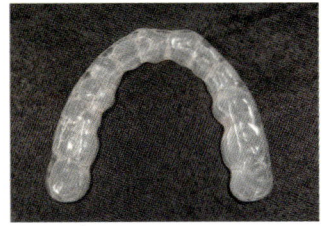

ナイトガード

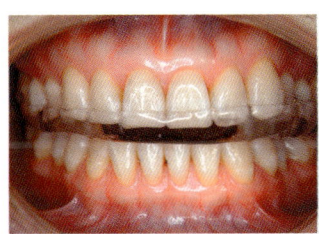

ナイトガードを入れた状態

Q20 かみ合わせが悪いと歯周病になりやすいのですか？

A　かみ合わせが悪いからといって歯周病になるわけではありません．しかし，かみ合わせが悪い場合，いったん歯周病になると**増悪因子**（病状をさらに悪化させる原因）になります．

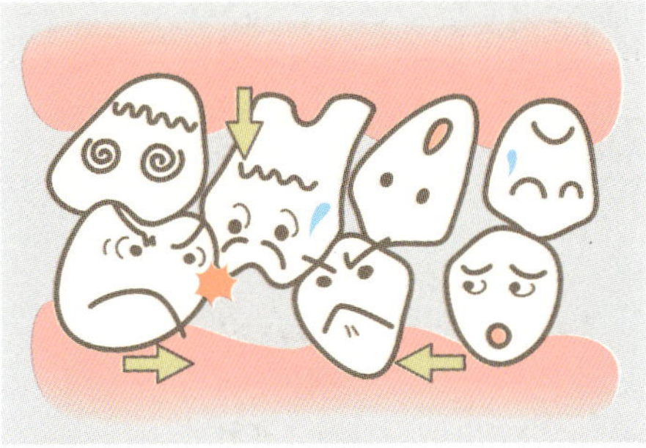

Q21 顎が痛いのですが，何科にかかればよいのかわかりません．

A　一般的に「顎が痛い」といっても，その部位や痛みの種類によっていろいろな病気が考えられます．まずはかかりつけの歯科医院に相談してください．歯科医院で対応できないような場合は，そこから大学病院などへの紹介が行われることになります．

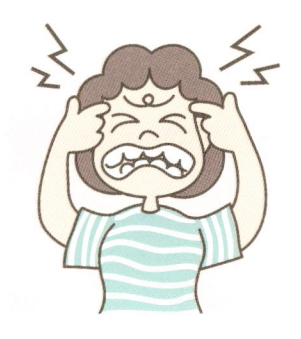

Q22 かみ合わせから肩こりが起こることがありますか？

A　かみ合わせが悪いと，口を開けたり閉じたりするときに使う筋肉に障害が起こり，痛みを生じることがあります．これらの筋肉には頭頸部周囲の筋肉も含まれるため，この筋肉痛から関連して頭痛，肩こりなどが起こることがあります．ただ，すべての肩こりがかみ合わせと関係しているわけではありません．

Q23 かみ合わせが全身に及ぼす影響はありますか？

A　かみ合わせは成人期に確立されますが，その後，ストレスや歯周病，歯ぎしり，むし歯などの進行により，かみ合わせの異常が起こる人もいます．それに関連して，肩こり，頭痛，耳鳴り，腰痛などの身体症状が現れる場合もあります．

4.1 お口のトラブル Q&A100

4. けがや口内炎などお口のさまざまな病気の治療室

Q24 口内炎ができやすいのですが，どうしたらよいのでしょうか？

A 口内炎の原因は，①口腔内の清掃が不十分，②歯やつめ物のとがった部分による粘膜への刺激，③体調不良や栄養障害，④ウイルス感染，などが原因でできます．また，全身疾患との関連がある場合もありますので，一度歯医者さんに診察してもらいましょう．

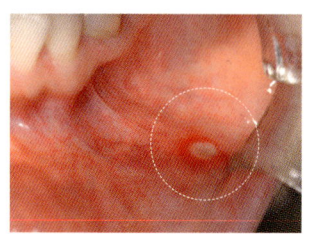

☞もっとくわしく！：p54

Q25 子どもの上唇の内側のすじ状のものを切ったほうがよいといわれましたが……．

A 唇や舌の下にある，すじ状のものを**小帯**とよびます．この小帯の位置に異常があると，唇や舌が動きにくくなるなどの障害がでます．このような症状はメスやレーザーで簡単に切除することができます．かかりつけの歯科医院にご相談ください．

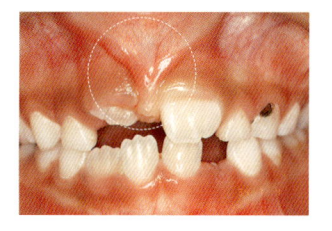

Q26 親知らずは抜いたほうがよいのでしょうか？

A 親知らず（智歯）は必ず抜かなければいけないわけではありません．ただ，親知らずがあるとつぎのような悪影響が起こる場合があります．①歯肉に炎症を起こしやすい，②隣の歯がむし歯，歯周炎になりやすい，③歯列不正やかみ合わせの異常をひきおこす．このような場合は早めに抜いたほうがよいでしょう． ☞もっとくわしく！：p52

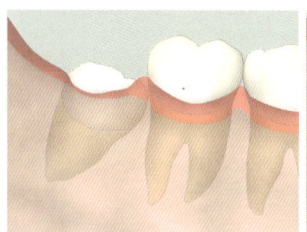

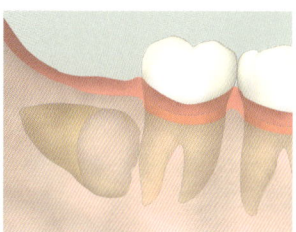

Q27 上顎の前歯の部分に，埋まっている歯があるといわれましたが，抜かないといけないのでしょうか？

A まず，正常な歯が埋まっている場合と**過剰歯**（余分な歯）が埋まっている場合があります．抜歯が必要かどうかは，病変の有無，それにともなう口の中の機能と審美性の回復，さらに抜歯手術を行った場合と行わなかった場合の得失を含めて十分検討する必要があります．

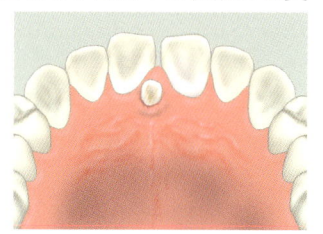

☞もっとくわしく！：p51

Q28 お口の粘膜に腫瘍（はれもの）ができました．どうしたらよいのでしょうか？

A お口の粘膜には多くの腫瘍が発生します．しかし，ほとんどが良性腫瘍です．**良性腫瘍**は，年単位で非常に長い経過を有するものがほとんどで，急激に増大することは少ないのが特徴です．これに対し，まれに**悪性腫瘍**も発生します．悪性腫瘍は，発育の経過が月単位，週単位で増大するものが多く，表面も凹凸不正などの場合が多くなっています．いずれにしろ，口腔内に腫瘍が見られるときは，早めにかかりつけの歯科医院に診てもらいましょう．

☞もっとくわしく！：p53

Q29 下の歯（小臼歯部）の内側に硬い腫瘤（しこり）があります．どうしたらよいのでしょう？

A おそらく**下顎隆起**といわれる**骨隆起**だと思われます．下顎隆起は左右対称にあり大きさはさまざまです．骨が過剰に形成されたものですから積極的な治療の対象にはなりませんが，義歯の装着の障害となる場合や，咀嚼やブラッシングにより粘膜が傷つきやすくなるときは除去をしたほうがよいでしょう．

☞もっとくわしく！：p55

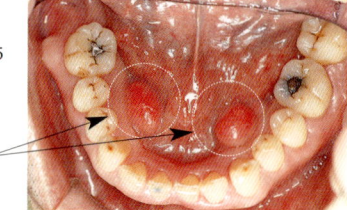

下顎隆起

Q30 歯を抜いた後，1週間くらいしても痛みがあり，抜いた後の治りが悪いようなのですが？

A 通常，抜歯後1週間もすると，持続性の痛みは消失していることがほとんどです．しかし，抜歯後の治癒過程に異常をきたし，**ドライソケット**（抜いた部分の骨が露出した状態）になると長期間頑固な痛みが残ることがあります．また，感染も疑われますので，すみやかに診察してもらいましょう． (☞もっとくわしく！：p51)

Q31 歯科治療のとき，嘔吐（おうと）反射を起こして治療ができないのですが，なにかよい方法はありませんか？

A 嘔吐反射は咽頭部周囲（のどの奥のほう）に触れると起こりますが，口の中のどこを触っても敏感に嘔吐反射を起こして，歯科治療が思うようにできないことがあります．このようなときには，対処法として，咽頭部周囲に表面麻酔剤を使用して治療を試みます．それでもできない場合には，**静脈内鎮静法**や**笑気鎮静法**といった精神鎮静法や，東洋医学を応用した方法もあります．

5. むし歯の治療室

Q32 むし歯の治療をしてもまたむし歯になるのはなぜですか？

A むし歯の治療はあくまでも**修復**です．再生して元どおりになったわけではありません．また，修復した歯は，修復していない健康な歯に比べると，再度むし歯になる危険性は高いのです．ですから治療したからと安心せず，むしろ治療した歯こそ2度とむし歯にならないよう，さらに**予防**が必要なのです． (☞もっとくわしく！：p88)

Q33 最近むし歯の治療が全部終わったばかりなのに，昔の銀歯がとれました．鏡でみると黒くなっています．

A 金属の詰め物の直下で進行しているむし歯は，エックス線（レントゲン）写真でも確認できない場合があります．症状がなく客観的な診断方法であきらかにむし歯と確認できる場合以外は，歯を守る目的でできるだけ歯を削りません．ですから詰め物がとれたことにより，初めてむし歯だと確認できる場合もありますので一概に見逃しとはいいきれません．

Q34 穴もなく全然痛くもない歯なのに，歯医者さんで神経の治療が必要かもしれないほど大きなむし歯があるといわれたのですが？

A むし歯の大きさと自覚症状（痛み）は正比例しません．無症状でも，エックス線診査などによりむし歯が進行して神経まで到達しているのを発見することも珍しいことではありません．痛みなど症状がなくても定期的に健診を受け，歯医者さんの適切な診断のもと，お口の健康を保つことが大切です．

Q35 左上の奥歯が痛くて歯医者さんに診てもらったら，左下の別の歯が原因といわれました．こういうことってあるのですか？

A あります．**関連痛**といって原因の歯から離れた部位で強く痛みがでることがしばしばあります．ただし左右反対の歯の場合には起こりません．

Q36 むし歯がひどいので薬局で買った薬をつめているのですが，それで治りますか？

A むし歯は，自然には治らない病気ですので，必ず治療をしなければなりません．薬局に売っている薬の成分中には鎮痛，消炎，消毒を目的とする薬剤が入っており，一時的に効くこともありますが，反対に症状を悪化させる場合もありますので，大事に至る前に早めに歯科医院に行きましょう．

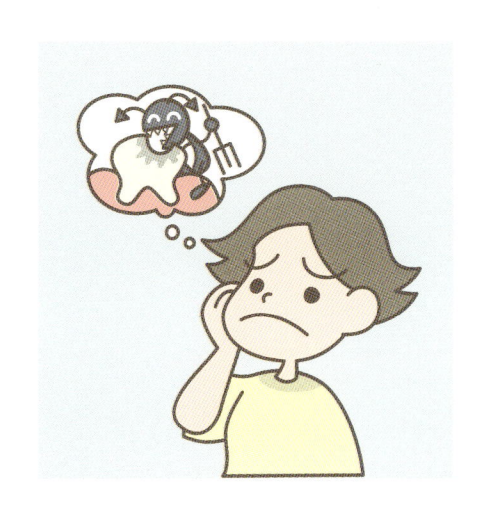

4.1 お口のトラブル Q&A100

Q37 むし歯を放っておくと隣の歯に進んでいくのですか？

A むし歯には，かみ合わせの面などのみえる部分のむし歯と，歯と歯の隙間などみえない部分にできるむし歯があります．隙間にできるタイプのむし歯は，歯みがきが難しいために，早期に隣り合わせの部分にも進行します．また，この部分のむし歯はみえないので発見が遅れがちになりますので，定期的な歯科検診が必要です．

Q38 以前，神経をとってクラウン（冠）をかぶせたのに痛くなってきました．まだ神経があるのですか？

A 神経をとった歯は，しみるなどの痛みを感じることはありません．神経をとった歯が痛むのは，①歯根の先に炎症を起こした場合（☞p62），②歯周病により歯肉が炎症を起こした場合（☞p66），③歯根が折れて炎症を起こした場合，などが考えられます．これらの診断には，エックス線（レントゲン）写真診査を必要としますので，歯科医院での精査を必要とします．

Q39 歯の神経は極力とらないほうがよいと聞きました．本当ですか？

A できれば，とらないほうがよいでしょう．しかし，①むし歯が大きい場合，②痛みがある場合，③歯の位置の異常を是正する場合，④他の治療のために神経をとる必要がある場合，には神経をとらないといけません．主治医の先生とよく相談されたうえで，治療を進められたらよいでしょう．

Q40 むし歯は感染するの？

A むし歯はミュータンス菌やラクトバチルス菌の仲間が原因菌である感染症です．この原因菌は，出産後すぐ唾液や食物を通して感染します．すなわち，大部分の人が感染している状態といえます．また，唾液を通して人から人へ細菌は移動し，新たに生着（感染）します．しかし，それがむし歯を発生させるかどうかは，その人の抵抗力と生活習慣に左右されます．

Q41 前歯に白濁した部分があるのですが，むし歯でしょうか？ 治療したほうがいいのでしょうか？

A ①歯の形成期（歯ができるとき）になんらかの影響で表面の石灰化が正常に行われず白濁したものか，②ごく初期のむし歯の表層エナメル質の**白濁化**でしょう．いずれにしても表面が硬く，欠けたり穴になっていなければ適切なプラークコントロールで進行は防げます．見かけが気にならなければ治療の必要はありません．

Q42 CO，C1とは何ですか？ 治療しないといけないむし歯と，しないでよいむし歯の違いってなんですか？

A COとは，むし歯とは判定できないがむし歯の初期症状を疑わせるもので，見た目は白く濁っていて表面はまだ硬い状態です．C1とは，歯の表面の**エナメル質**に限局したむし歯をいいます．このCOとC1は，患者さんのプラークコントロールとフッ化物の応用により再石灰化が期待できるので，治療しないで治る可能性があります．しかし，**象牙質**まで進行したむし歯（C2，C3，C4）は，治療しないと治りません．

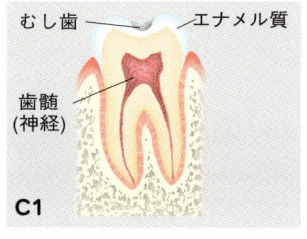

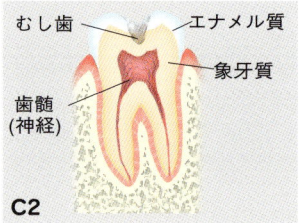

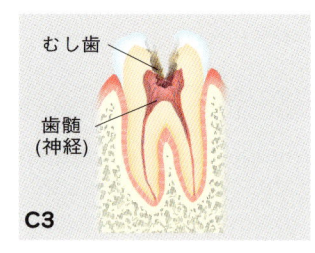

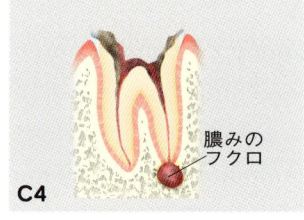

C1
C2
C3
C4

6. 歯肉の治療室

Q43 歯並びが悪いと歯周病が進行しやすいって本当ですか？

A 歯並びが悪いとどうしてもみがきにくい部分ができますので，結果的に歯周病になりやすい，あるいは進行しやすくなる原因の1つといえます．また，歯並びが悪いとかみ合わせに影響を与え，結果的に歯周病を悪化させることにもなります．さらに歯周病が進行すると歯が動きやすくなり，昔よりも歯並びが悪くなったといわれることもあります．このように歯並びが悪いと見た目が悪いだけでなく歯周病やむし歯になりやすく，また，歯周病の進行を早めるなどマイナスの要素が多いので，できれば他の治療と並行して歯並びの治療もしておきたいものです．

Q44 歯医者さんで彼が歯周病がひどいといわれたみたいですが，それって感染するのですか？

A 歯周病は歯周病菌による感染症で，ほとんどの人がもっています．ですから，あなたのお口にも歯周病菌がいると思ってまちがいありません．ただ，自分のお口の中とは異種の歯周病菌に関しては新たに感染する可能性はあります．歯周病が発症するかどうかは**抵抗力**と**ケア**に左右されます．

Q45 むし歯や歯周病は他人にうつりますか？

A 最近の研究では各人の細菌の種類と量は，生まれてからすぐに決まることがわかっています．そのような意味で母親のお口の状態は非常に大切であるといえます．心配されているように，大人になってからでは短期間の接触では，むし歯や歯周病が他人にうつる可能性はほとんどないといえます．

Q46 薬だけで歯周病は治らないのですか？

A 薬を使った歯周病の化学療法はいろいろと研究されていますが，現段階ではそれだけで治るという特効薬のようなものはまだ開発されていません．

Q47 歯医者さんに行くと歯ぐきの検査をされてすごく痛い思いをしました．この検査は必要なのですか？

A 歯ぐきの検査は，**歯周病の進行度合いを知るために必要な検査**の1つです．この検査によって1本1本の歯の周りの歯周病の進行度合いを把握します．歯ぐきの中に検査器具を入れるので少し痛いこともあるかもしれませんが，歯周病の進行度合いを一生懸命に探っていますので，少しがまんしてください．

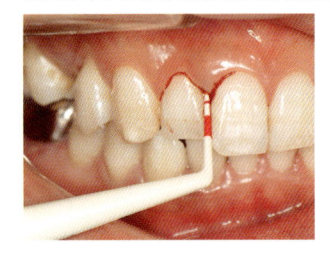

Q48 歯周病が治る歯磨剤（歯みがきペースト・粉）は，CMでみるとすごくよく効くようなのですが，本当ですか？

A CMで紹介される歯磨剤（歯みがきペースト・粉）の薬効成分にもそれなりの効果はありますが，過度の期待は禁物です．歯周病予防には，むしろ正しいブラッシングのほうがより重要です．

Q49 両親が歯周病で歯がなくなっており私も遺伝するのではないかと心配です．

A 歯周病と遺伝の関係はまだはっきりと確定していませんが，両親が歯周病に罹患している場合は子どもも歯周病になりやすいといえます．1つには身体の抵抗力である免疫機構に遺伝的要因が深くかかわっているからではないかと考えられます．つまり，同じように風邪にかかりやすい状況でも風邪にかかる人とかからない人がでてくることと同じことです．今後研究が進むにつれてこれらの因果関係はさらに明らかになるでしょう．

4.1 お口のトラブル Q&A100

Q50 歯周病にならないワクチンのようなものはありますか？

A 残念ながらありません．現状では，歯科医院での**歯周治療**と**メインテナンス**，家庭での**セルフケア**により，歯周病をコントロールするしかありません．近い将来には，ワクチンができる可能性があります．

Q51 若くても歯周病になることがありますか？

A 一般的な歯周病は，20〜30代に発症し，40代くらいから徐々に歯を失っていきます．しかし，まれですが，10歳前後から発症し，20〜30代には多数の歯を失うタイプの歯周病があります．

Q52 20代の女性です．下の前歯の歯ぐきが薄く，歯根が透けてみえます．歯が抜けそうで心配です．大丈夫でしょうか？

A 大丈夫です．日本人は欧米人に比べて骨や歯ぐきが薄い傾向にあります．とくに女性で歯ぐきが薄い人はよくみられます．このような人は薄い歯ぐきを通して歯根がうっすらとみえますが，これは表面の骨が一部吸収していて歯根の上に直接歯ぐきが接している状況だと考えられます．だからといってすぐに歯が脱落することはありませんので，過度の心配は無用です．しかしながら，このような人は将来的に歯ぐきや骨が吸収しやすい（なくなりやすい）傾向にありますので，注意が必要です．吸収を早める付加的な要因としては，歯周病，強すぎるブラッシング，歯ぎしりなどの異常習癖などが考えられます．歯科医院でメインテナンスや検診を受けられてみるのもいいでしょう．また手術によって歯ぐきがなくなりにくくすることや，下がった歯ぐきをある程度戻すことも可能です．

Q53 ブラッシングしたときに血がでます．歯周病でしょうか？

A その可能性は大です．歯ぐきが炎症を起こしているサインとしては，出血があります．プラークを適切に除去し，歯石などの沈着物を除去することによって，歯ぐきが引き締まってきます．こうなると，歯ブラシをしても出血しなくなります．したがって，歯ぐきから血がでているときは，炎症を起こしているサインと考え，出血を怖がらずにきちんと歯ブラシをあてることが必要です．

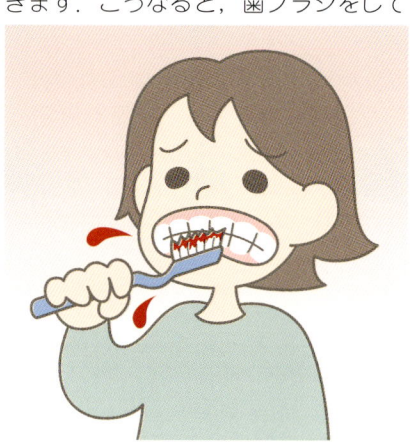

7. 歯並びの治療室

Q54 矯正治療はいつ頃から始めればよいですか？

A 矯正治療は，歯がはえてきた位置や方向が不正である場合に，何らかの器具や装置を使って不正を改善しようとする治療です．1本だけの問題か全体の問題かでも違いますし，今矯正治療を行うべきか，経過観察や機能訓練のみで様子をみるべきかは，ケースバイケースであることが多いので，まずはお口の中を診てもらって，開始時期や方法などを診断してもらうことが重要です．

Q55 親知らずを抜くと歯並びが緩んだりするのですか？

A 親知らずを抜くことで歯並びが緩んでいくことはありません．むしろ親知らずは歯を前のほうに押すことから，前の歯並びが悪くなることもあります．いずれにしても親知らずのはえ方でいろいろな影響が考えられますので，一度専門的な診察をされるといいでしょう．

第 4 章　相談室：お口のトラブル Q&A 100

Q56　矯正治療は痛いのでしょうか？

A　矯正治療で歯を動かすことは，歯に持続的に圧力を加えることです．ですから歯が浮いたように感じたり，硬いものをかむと痛く感じることがあります．この圧力は，装置の種類や治療の時期などによって異なります．また，同じ圧力でも，痛く感じる人とそうでない人がいます．

Q57　矯正治療でむし歯になると聞きましたが？

A　矯正治療ではいろいろな装置を使いますが，たとえば取り外しできない装置を使う場合，食べ物のかすが残りやすく，ブラッシングも普通どおりにはできなくなります．つまり，矯正治療でむし歯になるのではなく，矯正治療中はお口の中がむし歯になりやすい環境になるということです．矯正治療を行う場合には必ずブラッシングなどについての十分な説明と指導がありますので，指示に従ってきちんとブラッシングを行っていれば，むし歯になることはありません．

Q58　矯正治療は大人でもできますか？

A　大人でも大丈夫です．子どもの矯正治療の場合，体や顎の成長なども考慮して行われますが，成人の場合はその点が違います．しかし，歯を動かすというシステム自体はなんら変わりませんので，何歳になっても矯正治療は可能だといえます．むしろ，現在では**成人矯正**も増えてきています．

Q59　矯正治療はどのくらいの期間かかりますか？

A　始める年齢と歯並びの状態にもよりますが，一般的に抜歯が必要なケースでは 3～5 年くらい，抜歯をしなくてもよいケースでは 1～3 年くらいといわれます．前歯だけの部分的な矯正では多くの場合，約 6 か月以内で終了します．

Q60　矯正治療の費用はどのくらいかかりますか？

A　矯正の治療費は**保険治療**ではなく**自費治療**なので，それぞれの歯科医院で違います．また，歯並びの状態や治療装置によっても違います．歯科医院で相談してみて下さい．

Q61　乳歯ではきれいな歯並びだったのに，永久歯にはえかわったら歯並びが悪くなったのですが？

A　乳歯と永久歯の大きさを比較すると，当然永久歯のほうが大きいですね．顎の成長にも関係しますが，多くの場合，乳歯列で歯と歯が隙間なくきれいに並んでいると，その下からはえてくる永久歯ははえてくる隙間が足りません．そのため永久歯列では歯並びが悪くなることになります．

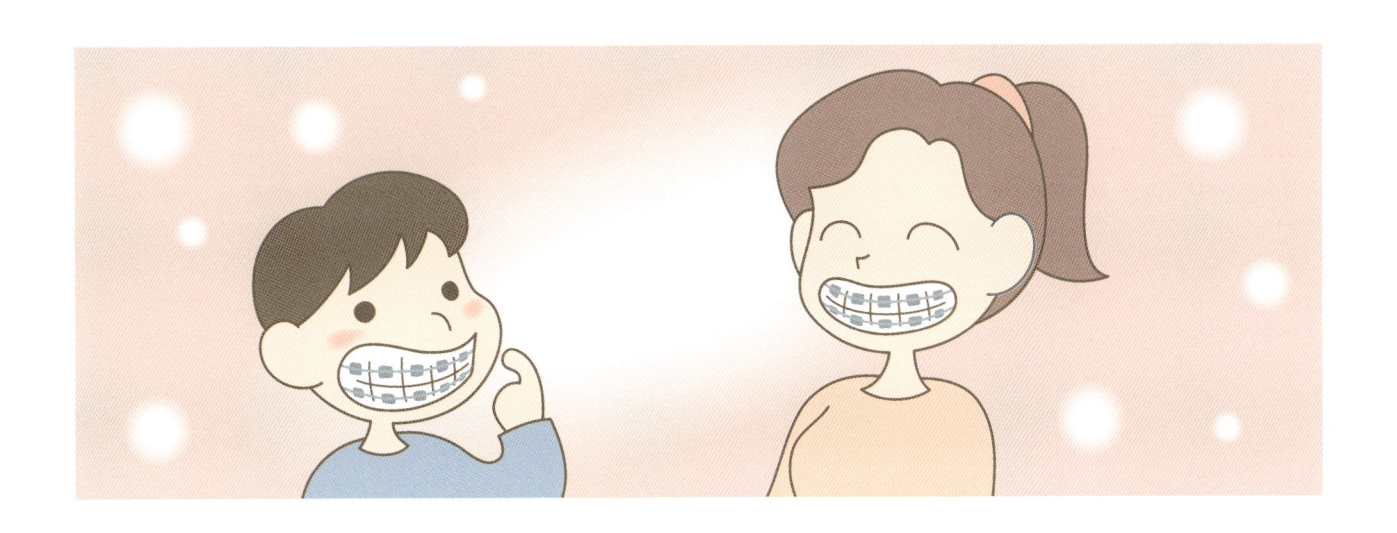

4.1 お口のトラブル Q&A100

Q62 乳歯の横から永久歯がはえてきました．必ず矯正治療が必要になりますか？

A 乳歯の横から永久歯が生えてきても，必ずしも矯正が必要になるとは限りません．ただし，永久歯のはえる場所や部位によって変わってきます．

たとえば，下の前歯の永久歯は，いったん乳歯の後ろ側より萌出し始め，乳歯を押し出すようにはえます．したがって，乳歯と永久歯が両方同時に存在する時期がありますが，これは異常ではありません．

しかし，永久歯の萌出スペースがなくて乳歯の横や後ろから永久歯がはえてくる場合は，矯正が必要になります．歯の交換期は，5～12歳くらいまでです．この時期は，将来の歯並びやかみ合わせに大きく影響を与えます．定期健診により早期に発見し対応することが大切です．

Q63 硬い食べ物を食べると歯が強くなると聞きましたが？

A 硬い食べ物で歯そのものが強くなることはありません．しかし，歯ごたえのある食べ物をよくかんで食べることで顎の発達を促しますので，ある程度硬い食べ物を食べることは大切なことです．

8. ライフステージにあわせた治療室

Q64 指しゃぶりがひどいのですが大丈夫でしょうか？

A 赤ちゃんが生まれてくる前に，すでにお母さんのお腹のなかで指しゃぶりをしていることが知られています．普通，指しゃぶりは生まれてから数か月で始まり，3歳で少なくなり5歳でほとんどみられなくなります．それまでは，あまり気にしなくてもよいでしょう．しかし，それ以後になってもひどい指しゃぶりが残っていると，顎の発育や歯並びに影響することがありますので，一度，歯科医院で相談されることをおすすめします．

Q65 乳歯のむし歯は永久歯に影響しますか？

A 乳歯がむし歯になった場合，早期に治療を行えば，永久歯への影響はほとんどないといってよいでしょう．しかし，むし歯を放置した場合には影響がでてきます．歯と歯の間のむし歯を放置していると，むし歯で歯が欠けた分，歯が動いて，その結果，永久歯がはえる隙間がなくなり，歯並びが悪くなります．また，むし歯で歯がなくなりしっかりかめないと，顎の骨の成長も悪くなるかもしれません．むし歯が進行して歯根の先が炎症を起こしそれを放置していると，永久歯の歯胚（歯のもととなる組織）に炎症が及び，永久歯が変色したり形成不全を起こしたりします．

Q66 乳歯がグラグラしてきました．抜歯したほうがいいのでしょうか？

A 一般的に乳歯は，5～12歳の間にはえかわります．ご質問のように歯がグラグラするのは，乳歯の歯根を永久歯が吸収しながらはえてくるためです．むし歯もなく，痛みもなくこのように生理的な歯のはえかわりであれば，とくに心配することはありません．しかし，正常なはえかわり以外の原因も考えられますので，一度歯科医院を受診することをお勧めします．

Q67 乳歯の神経を治療しましたが，永久歯に影響ありませんか？

A むし歯が進行し神経まで悪くなっているのに放置していると歯根の先が炎症を起こし，その炎症が永久歯の歯胚に影響を及ぼし，歯の形成不全や変色が起こることがあります．適切に乳歯の神経の治療が行われた場合は，永久歯に悪影響はありません．

第 4 章　相談室：お口のトラブル Q&A 100

Q68 学校健診ではむし歯はないといわれましたが，近所の歯科医院でむし歯だといわれました．どうしてですか？

A　学校健診は大勢の生徒を限られた時間で健診するうえ，口の中を明るい状態でみることができないので，明らかに大きなむし歯はまちがいなく発見できますが，小さなむし歯や，歯と歯の間のむし歯などは見逃してしまうこともあると考えられます．学校健診よりも，歯科医院での精密な検診のほうが信頼性は高いと考えてよいと思います．

Q69 歯並びは子どもの頃の食生活に関係がありますか？

A　歯並びは遺伝的な要素がいちばん強いといわれています．しかしそれだけではなくいくつかの後天的な要素も影響します．その1つとして子どもの頃の食生活があげられます．「かむ」刺激が不十分になるために，顎の発達が悪くなり，歯が並ぶスペースが十分でなくなり歯並びを悪くしてしまうことがあります．そのため，かみごたえのある食べ物をしっかりかんで食べるように習慣づけることが大切です．

Q70 全身的な体調が悪いと歯周病になりやすいのでしょうか？

A　一般的な病気と同様に歯周病の場合も全身的な体調と関係があると考えられています．病気は体の恒常性（抵抗力）と原因とのバランスが崩れることによって発症します．歯周病の場合も，歯周病の原因菌に対する歯の抵抗力や免疫力が落ちた状態で発症すると考えられます．ブラッシングが不十分でお口の中が不潔になった場合だけでなく，体調の低下により原因菌に対する抵抗力が落ちたときに歯周病が進むと考えられます．

Q71 全身と歯周病は関係あるのですか？

A　プラークや歯石1mgのなかには約2億個の細菌がいるともいわれています．それらの細菌が誤嚥（誤って飲みこむこと）により肺に入ったり，また，歯ぐきの血管を通じて体内の臓器に入ったりします．そして，これらの細菌は全身を蝕みいろいろな病気を誘発するといわれています．あるデータでは，歯周疾患のある方は健全なお口の中の方に比べて，**心臓発作**の発症率が2.8倍，**脳卒中**，**脳梗塞**の発症率が3.0倍，**早産の危険率**（2,500g以下の低体重児出産）が7.5倍ともいわれています．口は身体が外の世界と接触する最初の入り口です．健康なお口の中を保つことは全身の病気の予防にもつながります．

Q72 心疾患がある場合，何か歯科治療での注意点はありますか？

A　心疾患の代表的なものは，心筋梗塞と狭心症です．歯科治療で問題となるのは，治療に対するストレスで発作が誘発される危険性があることや，服用されている薬に手術のとき血が止まりにくくなる作用のある成分が含まれている場合があることです．かかりつけの主治医との連携で歯科治療を行うことが大切です．

Q73 喫煙が歯周病に悪いと聞きましたが……．

A　喫煙者は非喫煙者に比べ歯周病菌の感染率が増加するといわれています．また，タバコに含まれるニコチン，アクロレイシン，シアン化物などの成分により生体防御のメカニズムが狂い，歯周組織の破壊が進行していきます．さらにニコチンは歯肉の血流障害の原因にもなり，それによってお口の中の免疫能力が低下し，さらに歯周病を悪化させます．喫煙は歯周病を進行させる大きな危険因子です．

Q74 口臭がするのですけど，治りますか？

A　口臭には他人が感じることのできるもの（**真性口臭症**）と，他人にはわからない自分だけしか感じないもの（**仮性口臭症**）とがあります．そして真性口臭症には病的な原因がなくて一時的なものと，病的原因があるものとがあります．病的原因としては，**歯周病**や**舌苔**，**口腔内乾燥症**などお口の中の問題や耳鼻咽喉・呼吸器科系そして消化器系などの内科的な問題など，さまざまです．いずれにしても，専門医による客観的な診断のもと原因を突き止め治療をすれば，ほとんどの場合治ります．

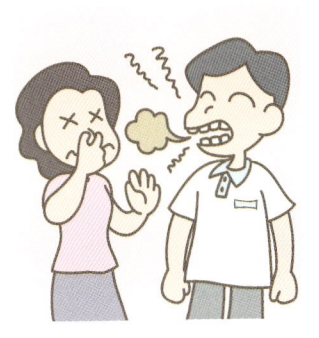

Q75 口の中が乾くのですが？

A 口の中が乾く病気を**口腔乾燥症**といいます．これは薬の副作用をはじめとして，唾液の粘性，口呼吸，ストレス，飲水行動制限，乾燥した室内環境などによって生じます．もっとも起こりやすいのは薬の副作用によるもので，降圧剤，利尿剤，向精神薬などが原因薬剤となります．

口の中を健康に保つうえで唾液は重要であり，唾液分泌量低下はさまざまな障害を引き起こします．口腔乾燥の原因が生活習慣や全身状態などと関連している場合は，治癒までの期間が患者によって大きく異なりますが，約2週間〜3か月必要になります．口の中が渇く，ネバつくなどの症状がある場合，安易に考えず，まずは専門家による診断を受けることが必要です．

Q76 寝たきりのおじいちゃんがいるのですが，最近食欲がなく困っています．どこに相談したらよいのでしょうか？

A お口からおいしく食事をとることは，健康の第一歩です．食欲不振の原因にはさまざまなことが考えられますが，もしその原因がむし歯や歯周病であったり，あわない入れ歯のせいであれば，私たち歯科医師がお宅に伺って診療できる，**往診制度**もあります．地域の歯科医師会へお問い合わせいただくか，もしくはインターネットでお調べください．また，脳梗塞などの後遺症によって，食べ物が飲み込みづらい状態（**摂食・嚥下障害**）に関しても，最近ではリハビリ・刺激療法などを歯科医師とそのチームで行う場合も増えてきています．これらに関しても歯科医師会などに問い合わせていただければ，地域の歯科医院を紹介させていただくことができます．

9. 予防歯科治療室

Q77 歯垢と歯石はどう違うのですか？

A **歯垢**（プラーク）は，歯周病やむし歯の原因菌がお口の中で増えた，細菌の塊であり，いわゆる「たべかす」とは異なります．軟らかい汚れであることから歯ブラシの毛先を上手に使うことで取り除くことができます．

これに対し，**歯石**はこの歯垢に唾液中の石灰分が沈着して硬くなったもので，こうなってしまうと歯ブラシだけでは取り除くことができません．歯科医院で専用の治療器具を使って取り除いてもらう必要があります．

Q78 再石灰化って何ですか？

A 歯の表層を覆っているエナメル質がむし歯菌の産生する酸により溶かされることを**脱灰**といいます．一方，唾液の作用によりその脱灰されたミネラルが再び戻り，エナメル質が修復されることを**再石灰化**といいます．このバランスが壊れるとむし歯になります．再石灰化時にフッ化物（フッ素）を応用すると，再石灰化が促進され，エナメル質が強化されます．

Q79 痛くなる前にむし歯に気づく方法はありませんか？

A 定期的に歯科医院で検査を受けることが大切です．むし歯が痛みだすのは多くの場合，気が付かずに進行して**象牙質**にまで及んだ状態（☞Q42）です．毎日自分のお口の中をすみからすみまで調べることは難しいので，痛くなって大きなむし歯に気づく前に，定期的に歯科医院でお口のチェックをしてもらいましょう．

Q80 むし歯になりやすい子どもとなりにくい子どものちがいは？

A 両親も歯が弱かったからと，むし歯は遺伝的なものだと半ばあきらめていませんか？ 確かに，むし歯のなりやすさは子どもの歯の質，形，歯並び，唾液の量や性状などの遺伝的な要因があるのも事実です．しかしそれよりも，子どもの言うがままに甘いものを与え，食後の歯みがきも習慣化されていない家庭環境による影響のほうがむしろ大きいのです．お母さんの食生活への配慮や適切なプラークコントロールでむし歯を予防しましょう．

第4章 相談室：お口のトラブル Q&A 100

Q81 何度も治療をしているのにすぐむし歯ができます．なぜですか？ 治療が悪いのですか？

A 歯の質や，むし歯菌の数，唾液の量などの違いにより，歯みがきをあまりしなくてもむし歯になりにくい人もいれば，かなり一生懸命歯みがきをしてもむし歯になりやすい人がいます．これらは個人差と考えられ，むし歯になるリスクが高い人と低い人がいるようです．治療後にたびたびむし歯になるのは治療の良否もありますが，個人差による影響も多いといえます．

Q82 どういう歯ブラシを使えばよいのか教えてください．

A 歯ブラシはあなたのお口の健康を守る大切な道具です．まず，材質はナイロン毛で小さめのヘッドのもの，2〜3列の植毛のものがよいでしょう．毛先が開いてしまったら歯の面にうまくあてられませんので交換の時期です．歯ブラシ以外の補助的清掃用具に関しては種類も用途もさまざまなのがありますので，かかりつけの歯科医師に相談して，あなたにあった道具をアドバイスしてもらってください．

Q83 最近，電動歯ブラシの広告をよくみかけますが，本当に効果があるのでしょうか？

A 電動歯ブラシはずいぶん前から市場にでていましたが，あまり普及していませんでした．その理由として，①機械が重く使い勝手が悪い，②振動が大きいわりにはプラークの除去効果がいまひとつ，③値段が高い，などがあげられていました．

現在の電動歯ブラシは改良されており，以前に比べると飛躍的に性能が向上しています．最近では**音波歯ブラシ**など除去効率が高いものも急速に普及しています．歯科医院でも積極的にそのような電動歯ブラシを勧めるところが増えており，歯周治療や予防に効果を上げています．また，有病者や高齢者の方の口腔清掃にも役立っています．しかしながら，適切な使用方法を理解して使用しなければ，かえって歯ぐきを傷つけたり，あるいは歯ぐきに炎症を起こしたりするので注意が必要です．また，細かい部分のブラッシングはどうしても手用歯ブラシに劣るため，手用歯ブラシでのブラッシングをきちんとマスターしたうえでの使用をお勧めします．

Q84 歯間ブラシを使うと歯ぐきが下がるのですが．

A 歯間清掃器具には**歯間ブラシ**と**デンタルフロス**などがあります．それぞれの器具には利点・欠点があり，適切な使用法を守らなければ，かえって歯ぐきを痛めることもあります．歯間ブラシの利点としては，一般的に歯間空隙（歯と歯の間の隙間）の清掃がフロスに比べ容易に行えることがあげられます．欠点としては使用方法やサイズの選択を誤ることにより，かえって隙間を広げて歯ぐきを下げてしまうことです．適切な使用法やサイズに関しては歯科医院にて専門的なアドバイスを受けて下さい．

Q85 デンタルフロスは使ったほうがいいですか？

A 歯と歯の間は汚れがつきやすく，むし歯や歯周病にかかりやすい場所です．歯ブラシだけでは汚れを完全に落とすことはできません．**デンタルフロス**は歯と歯の間の汚れを落とす補助的清掃用具です．デンタルフロスはナイロンの細かい弾性のあるフィラメント（繊維）をより合わせてつくられていますので，このフィラメントに汚れが付着し歯と歯の間の汚れを取り除きます．現在，ワックス付フロス，フッ化物処理したフロス，ホルダー付フロスなどが市販されています．使い方がわからない方は，歯科医師か歯科衛生士に指導を受けてください．

Q86 歯ブラシの選び方について教えてください．

A 「歯ブラシはむし歯，歯周病予防の最良の薬である」という言葉があるとおり，お口の健康にとっての第一歩は歯ブラシ選びから始まるといってもいいでしょう．病気の症状によって薬が違うように，歯みがきの目的・歯肉の状態や年齢・お口の大きさなどによって，歯ブラシも変える必要があります．一般的に市販の歯ブラシは幅が広く，大きめで，お口の奥，とくに上顎の歯の外側をみがくときに入りにくいものが少なくありません．小さめの物を選びましょう．そして，きちんと毎日歯みがきする習慣が身についているあなたなら，できるだけ軟らかめのナイロン歯ブラシがおすすめです．もしも，あなたが今，歯医者さんにかかっているのなら，どうぞ遠慮なく歯科医院でご相談ください．今のあなたのお口の状態にピッタリあった歯ブラシを選んでもらえることと思います．

4.1 お口のトラブル Q&A100

Q87 フッ化物（フッ素）は本当に歯によいのですか？

A　WHOはむし歯予防の有効な手段として**フッ化物（フッ素）**を世界各国の専門機関に推奨しています．すでに安全性と有効性が確認され，日本でも広く応用されています．フッ化物は歯のエナメル質と反応して歯を強くしたり，また細菌が酸をつくる酵素を抑制したりしてむし歯になりにくくします．

Q88 フッ化物（フッ素）入りの歯みがき剤はよいのでしょうか？

A　フッ化物（フッ素）入りの歯みがき剤を使うと，機械的に汚れ（プラーク）を落としながら，フッ化物により細菌の酸産生能を低下させ，むし歯になりにくくし，さらに歯の石灰化を促進させます．このため，とくにむし歯の感受性の高い小児や学童や成人でもむし歯のリスクが高い方には効果があると考えられます．

Q89 フッ化物（フッ素）は危険だと聞いたのですが本当でしょうか？

A　確かにフッ化物（フッ素）そのものを一度に多量摂取すると危険なものですが，歯科でお口の中に用いる量は，その危険な量からすると比べものにならないくらい微量です．どんな薬でもたくさん用いると毒になりますが，適量であれば薬としての効果を発揮します．フッ化物の場合も同様のことがいえます．

現在フッ化物を応用した予防効果・処置は，子どものみならずすべての年代において実証ならびに実施されています．そしてその安全性が十分確かめられたフッ化物のみを使用していますのでご安心下さい．

10. 安心して治療を受けるために

Q90 歯医者さんにいくとたくさんエックス線（レントゲン）写真をとられるのですが，本当に必要なのですか？

A　エックス線写真には大きく2種類があります．口の中全体を把握するための**パノラマエックス線写真**，歯および歯周組織の状態をさらに詳しく把握するための**デンタルエックス線写真**です．通常28本の歯，歯周組織をくわしく把握するためには最低でも10枚，時にはそれ以上のデンタルエックス線写真の撮影が必要です．また，歯，歯ぐき，それを取り巻く骨の状態は絶えず変化をしています．その変化の状態を把握するために，同じところを数か月おきにエックス線写真をとって診察することもあります．

☞参照：p114, 115

Q91 治療に使われる器具ってきれいなのですか？

A　歯科医院には消毒コーナーがあり，そこで器具の滅菌・消毒を行います．実際の流れを説明しましょう．使用した器具を水洗します．つぎに超音波洗浄器に消毒液をいれ再び洗浄し，乾燥させてからオートクレーブ（高圧蒸気滅菌器2気圧132℃）やガス滅菌器などの滅菌器具にかけます．これですべての細菌やウイルスは死滅します．滅菌された器具は，紫外線滅菌灯のなかに保管され，いつも清潔に保たれています．このように患者さんに使用される器具はいつも滅菌された清潔な物です．

Q92 まだ子どもが小さくて歯科医院に連れて行くと迷惑をかけそうです．治療はしたいのですがどうすればよいでしょう？

A 最近ではキッズコーナーを設けたりして，小さい子ども連れのお母さんでも気軽に受診できる診療所・医院も増えてきています．予約の際，電話でご確認されてください．

Q93 麻酔して抜歯をした後，妊娠していることがわかったのですが，胎児に影響はないのでしょうか？

A まず影響はないと思われます．抜歯後，重度の感染症にかかり，全身的にも大きなダメージを受けたような場合以外は，通常の麻酔で抜歯を行った程度で胎児に大きな影響を与えることはまずありません．ただ妊娠中は体の変化も著しいので，その後の治療に関しては産科・歯科の主治医と十分ご相談のうえ行うようにしてください．

11. その他

Q94 歯が痛くて歯医者さんに行ったのに「むし歯ではないので様子をみましょう」といわれ，何もしてくれませんでした．大丈夫でしょうか？

A 歯の痛みが起こる原因はむし歯だけではなく，歯周病やかみ合わせの問題などさまざまな原因があります．また心因性で一過性に痛みがでる場合もあります．エックス線（レントゲン）写真やいろいろな方法で精査したうえで処置せず，**経過観察**を行うこともしばしばあります．もしその歯科医師の診断や説明に不安な点があれば，**セカンドオピニオン**としてほかの先生に診断を求める方法もあります．

Q95 仮歯がはずれたときや銀歯がはずれたとき，瞬間接着剤でつけてもいいですか？

A 一度仮歯にこびりついた接着剤は容易にはずすことができず，つけなおすごとに重なっていくので始めに調整したかみ合わせと違ってしまいます．自分でつけることはせず，治療された歯科医院に行って調整をしてもらいましょう．

Q96 同じ治療をしたのに治療費が違うことがありますがどうしてですか？

A 保険診療はさまざまな治療に細分化され，それぞれに「点数」（料金）がつけられています．「点数」は処置だけでなく歯みがき指導や口腔衛生指導，むし歯や歯周病の管理料なども含まれています．患者さんにとって一見同じ治療であっても，細かくみていくと処置内容が違うことが多いのです．

Q97 すべての治療が保険でできるはずなのに保険外治療（自費治療）があるのはなぜですか？

A 疾病とみなされた状態に対しての必要最小限の機能回復のための治療が保険適応されます．その治療内容については，見た目の問題や快適性など，傷病と直接かかわりのないものは含まれていません．具体的には，アレルギーの少ない貴金属系の材料を使う場合，より審美的な材料としてセラミックスなどの材料を使う場合，取り外し式の入れ歯がいやなので固定式のインプラント治療を希望する場合，などがあげられます．ここ数年医療全般と同様に歯科治療も著しく進歩しています．もちろんこのような新しい技術は保険治療に組み込まれていません．

Q98 歯の治療で削ったり，型を取ったりするのにお金がかかるのはなぜですか？ 金属の冠が入ったりするときにお金を支払うのではないでしょうか？

A　歯を削ったり，型をとったりするのも，それぞれ医療行為であり，費用やコストがかかります．また専門的知識や資格も必要です．これに対する対価として治療費が発生するわけです．とくに保険治療ではそれぞれの治療行為に対して，治療費を国が定めています．

Q99 自費治療の治療費が病院によって違うのはなぜですか？

A　**保険治療**は，国が定めた治療体系で，全国どこの保険診療機関で治療を行っても，同じ治療であれば同じ治療費となります．また治療内容にも規制があります．それに対し，**自費治療**の場合には患者さんと歯科医院の間での契約になりますから，料金は医院により異なることになります．保険治療とは違い，ある治療に対して歯科医院がさまざまな方法をある程度の自由度をもって選択できるので，同じ治療でも途中の治療方法が違ったり，材料や，治療後のフォローの仕方が違ったりすることがありますので，歯医者さんとよく相談されたうえで，自分が信頼できるところで治療を受けたらよいと思います．

Q100 アレルギーを起こしにくい金属はありますか？

A　アレルギーを起こしにくい金属とは，金，白金，チタンのような金属です．どういう金属があなたにとってアレルギーとなりえるかについては，おのおの個人差があります．これは**パッチテスト**をすることで比較的簡単にわかりますので，気になる方は一度相談してみるとよいでしょう．

第5章
安心して治療を受けるために

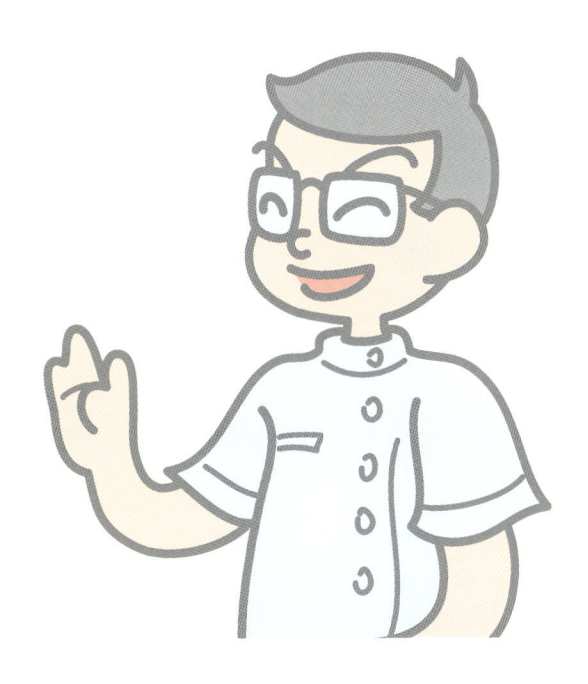

5.1 歯医者さんからもらった資料の理解のために

> **解説**
>
> 歯医者さんでは，お口の中の病気の診査・診断のために，以下のような資料をとります．
> ① エックス線写真
> ② ペリオチャート（歯周組織検査）
> ③ 口腔内写真
>
> 患者さんはそれらの資料を，歯医者さんが病態の説明をするときにみることができます．ここでは自分のお口の中の状態をよりよく知るために必要なこれらの資料の見かたを説明します．

歯医者さんでつくる資料

① エックス線写真（10枚法）

デンタルフィルムという数本ずつ写る小さなフィルムで，すべての歯のエックス線（レントゲン）写真を撮ります．視診ではわからないむし歯や歯周病の進行度，歯根の形などを知るために重要な資料です．また，全体を1枚のフィルムで撮るパノラマエックス線写真を使う場合もあります．

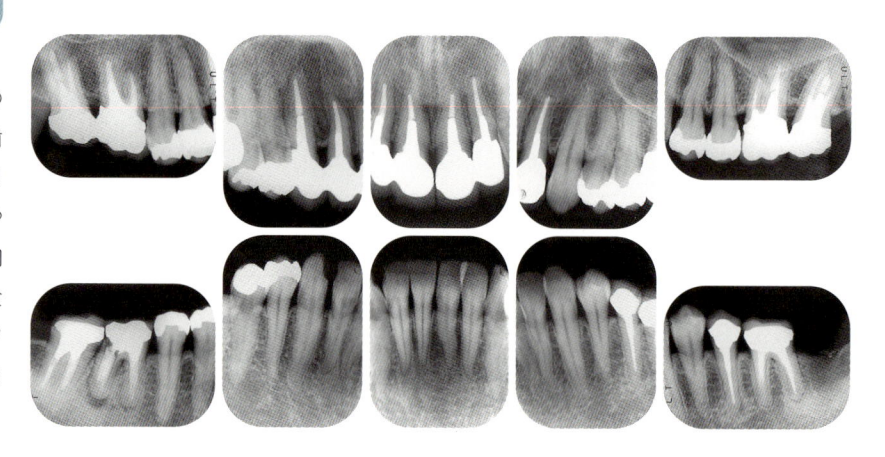

② ペリオチャート（歯周組織検査）

歯を支える歯槽骨や歯肉の状態をみるもので，プローブとよばれる細い棒を使って行います（写真右）．プローブを歯周ポケットに挿しいれることで，みえない部分の歯石の沈着，歯槽骨の吸収度，歯肉の炎症などがわかります．

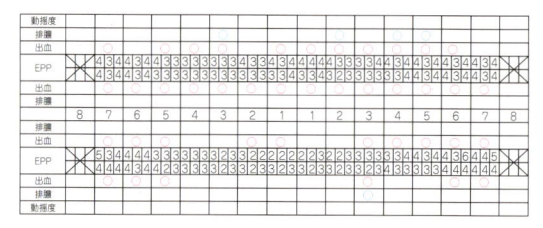

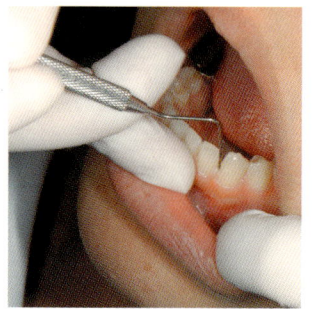

③ 口腔内写真

正面・側方面（左右）・咬合面（上下）・計5枚の写真を撮ります．むし歯，歯石，補綴物（入れ歯など）の状態のみならず，全体の歯並びやかみ合わせをみることができます．

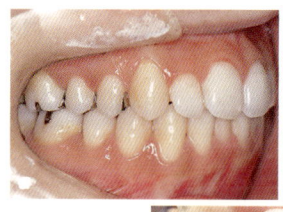

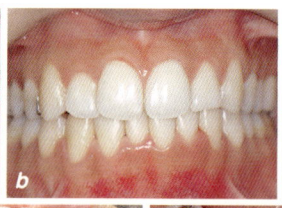

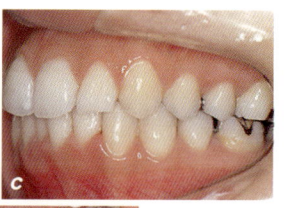

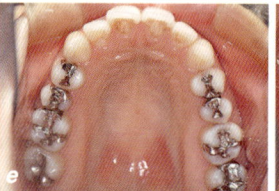

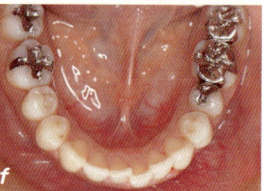

第5章　安心して治療を受けるために

歯と口の中の基礎知識

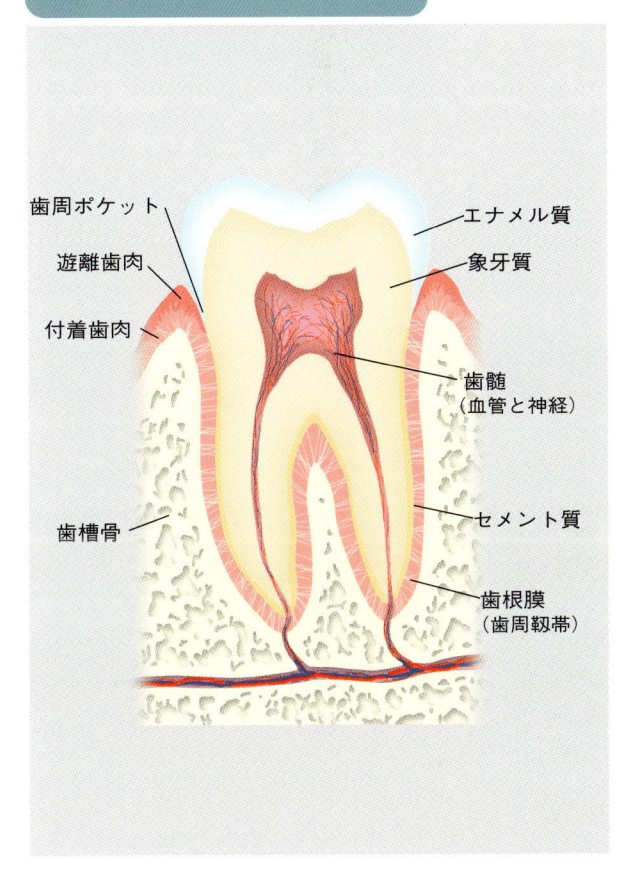

歯の構造

エナメル質
歯冠の表面をおおうもっとも硬い部分で、目にみえる部分です。神経(歯髄)や象牙質を包んで守っています。

象牙質
歯の神経(歯髄)を包むもっとも厚い部分で、歯のほとんどが象牙質です。知覚があるので、むし歯がここまでくるとしみたり痛んだりします。

セメント質
歯根の表面を包む薄い硬組織で、歯を歯槽骨に固定する役割をします。

歯髄(神経)
歯の中心部にある軟組織で血管と神経でみたされています。むし歯がここまで到達するとズキズキと痛みます。

歯周組織の構造

歯根膜
歯槽骨と歯根を固定している線維性の軟組織で、かむ力のコントロールをするための感覚があります。

歯槽骨
顎の骨の中で歯がはまりこむ部分の骨のこと。

歯肉(歯ぐき／遊離歯肉・付着歯肉)
口腔粘膜のうち、歯のまわりで歯を支えているピンク色のやや硬い部分のこと。

歯周ポケット(歯肉溝, ポケット)
歯と歯肉との隙間の溝状の部分のこと

≫≫≫≫むし歯(う蝕)の進行状態：C1〜C4≫≫≫≫

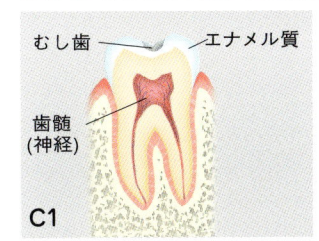

図 a C1　エナメル質までのむし歯で自覚症状はまったくありません。

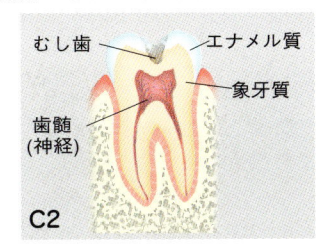

図 b C2　エナメル質を越えて象牙質まで到達したむし歯。しみるなど自覚症状もでてくる。

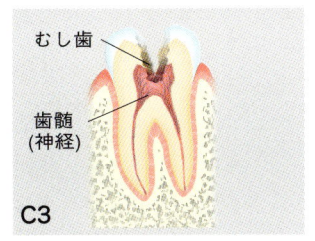

図 c C3　歯髄(歯の神経)にまでおよぶむし歯。ズキズキ痛むなどの症状がでてくる。

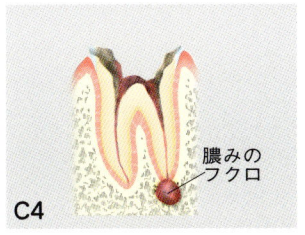

図 d C4　歯冠は崩壊し、神経も感染して歯根の先にまで炎症が起こります。

≫≫≫≫歯周病の進行状態：軽度〜重度≫≫≫≫

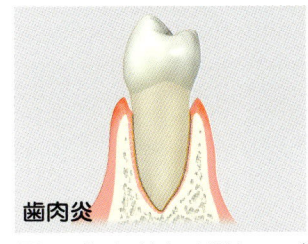

歯肉炎
図 e 歯肉が赤く腫れ、ブラッシングで出血しますが、歯を支える歯槽骨は健康なままです。

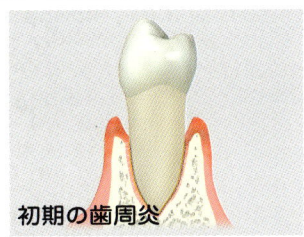

初期の歯周炎
図 f 歯肉炎を放置すると歯周炎に進行し、歯槽骨が破壊されはじめます。歯周ポケットは3〜5mmほど。

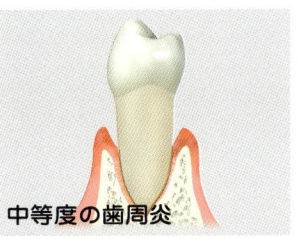

中等度の歯周炎
図 g 歯周ポケットも4〜6mmと深くなり、歯根の半分近くまで歯槽骨が破壊されます。

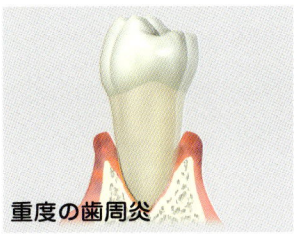

重度の歯周炎
図 h 歯の動揺も激しくなり、歯ぐきも全体的にまっ赤か赤紫色になります。歯周ポケットは6mm以上。

5.1 歯医者さんからもらった資料の理解のために

5.1.1 エックス線写真の見方

> **解説**
>
> 歯科医院で主に使用されているエックス線は，**デンタル**とよばれる3〜4本の歯が写る大きさのエックス線写真と，**パノラマ**とよばれる上下の歯すべてと顎全体が1度に写るものがあります．デンタルは1本の歯をくわしくみたいときに，パノラマは全体を総覧して悪いところを発見したいときなどに使用します．
> また，すべての歯をくわしくみたい場合には，デンタルですべての歯を撮影する**デンタル10枚法**，**デンタル14枚法**とよばれるものを使用します．

（顎関節／上顎洞／下歯槽管／埋伏歯（乳歯列なら後継永久歯））

● **パノラマエックス線写真**

上顎洞全体，および副鼻腔などを含む広範囲なエックス線（レントゲン）写真で，デンタルエックス線写真では見えないところを見ることができます．

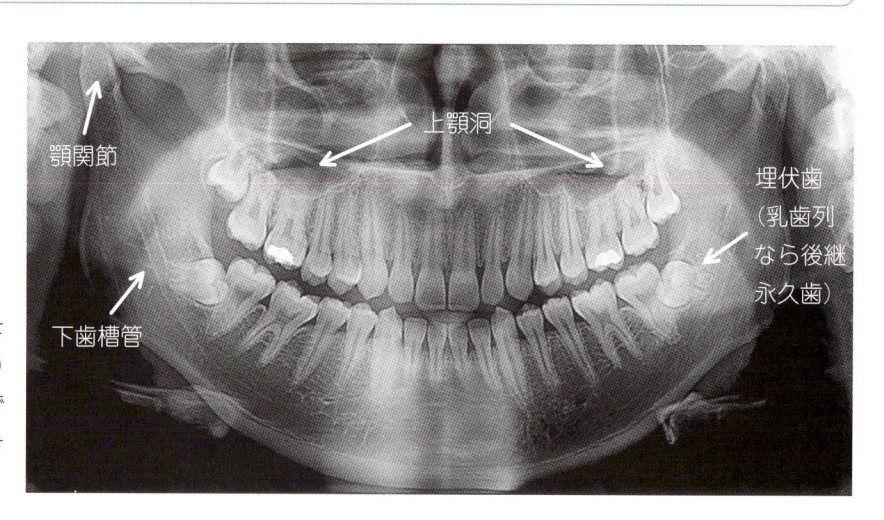

● **デンタルエックス線写真（10枚法）**

1本の歯に関してくわしくみたいときに撮る基本的なエックス線（レントゲン）写真．お口全体を詳しく見たいときには連続した10枚ないし14枚のデンタルエックス線を撮ります．

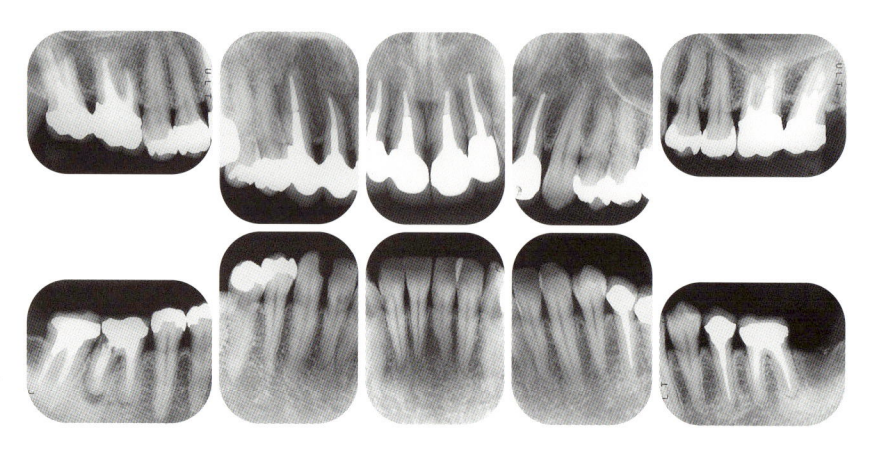

● **セファロエックス線写真**

主に矯正治療を行う場合に使用されるエックス線（レントゲン）写真．頭蓋全体の骨格と歯列の関係，歯並びや歯の傾きなどを見ることができます．

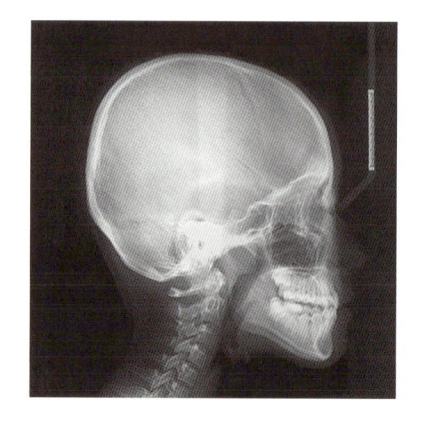

第5章　安心して治療を受けるために

> **解説**
> デンタルエックス線写真では視診では見えない歯と歯の隣接面のむし歯や，歯周病の進行度，歯根の形態などを1本単位でくわしく見ることができます．そのため，治療の効果をみるために，治療途中や治療後に同一部位のデンタルエックス線写真を撮ることもしばしばあります．

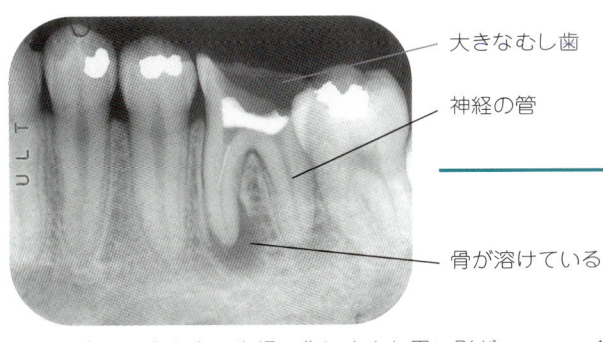

大きなむし歯
神経の管
骨が溶けている

このエックス写真では大臼歯の歯根の先に大きな黒い影があるのがわかります．これは，むし歯を長く放置したために起こった炎症です．

10数回の感染根管治療（いわゆる神経の治療）の後，専用の充填材料を詰めた時点のエックス線写真です．神経の管にきちんと充填材料（防腐剤のようなもの）が詰められたかを確認するために撮っています．今回撮る前にも，神経の管の長さを確認するために撮る場合もあります．

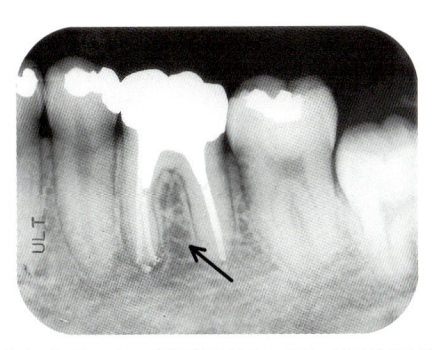

治療後1年のエックス線写真です．黒い影（炎症）がほとんど消えているのがわかります．しかし，再発の危険性もあることから，このような治療の後には定期的な観察が必要です．

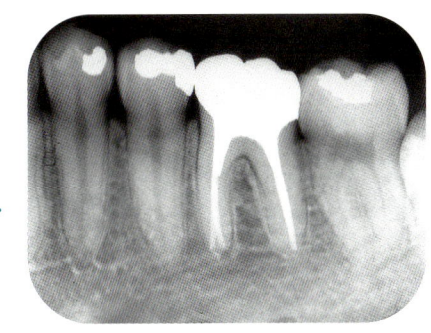

術後2年のエックス線写真です．現在のところ再発はないようですが，さらなる観察が必要です．

≫≫≫同じところを2回撮ることもある≫≫≫

図a，b　**図a**では，大きなほうの前歯の歯根の先に，丸く黒い影があるようにみえます．しかし，**図b**のように少し角度を変えると，本当はその隣りの小さな前歯の歯根の先に影があることがわかります．このように角度によって見えたり見えなかったりすることがあるので，同じ所を2回撮ることもあります．

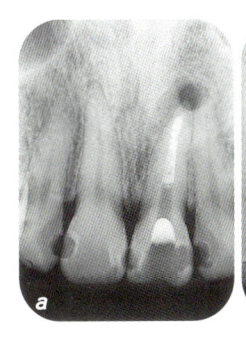

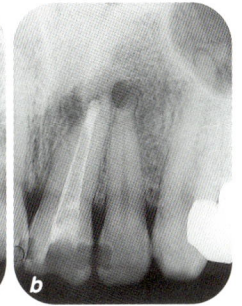

115

5.1 歯医者さんからもらった資料の理解のために

表側（唇側） 一見異常はありませんが……

裏側（舌側）は…… 歯石がたくさんついています！

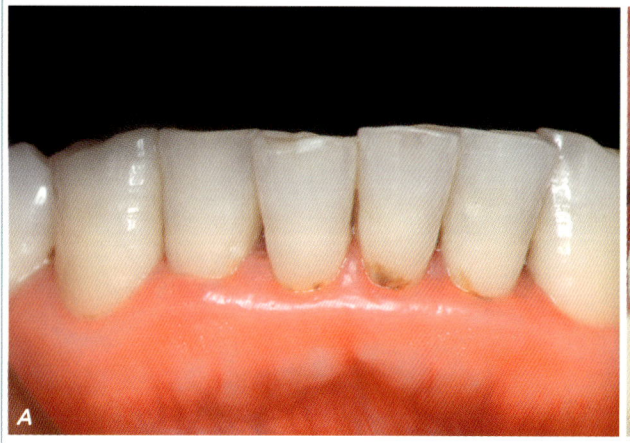

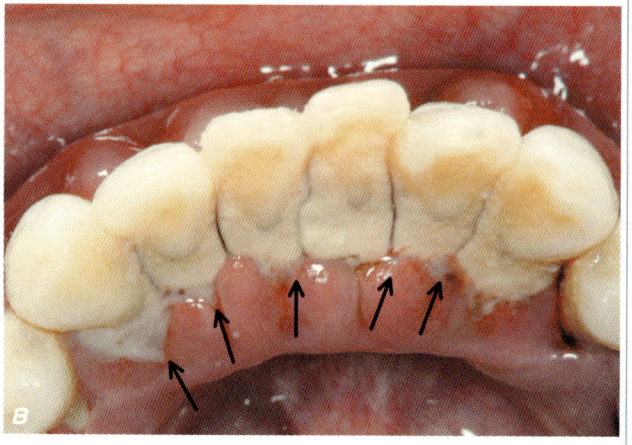

A

B

解説

　写真 **A** は歯周病に罹患している患者さんの下顎の前歯の写真です．ちょっとみた感じではそんなに異常な感じはしません．

　写真 **B** は同じ歯を裏側から撮った写真です．この方向からだと多量の**歯石**がついているのがよくみえます．ただし，歯石の量だけでは歯周病の進行度合いはわかりません．どのくらい進行しているのか知るためには，写真 **C** のような**エックス線写真やペリオチャート**（歯周組織検査表／☞p112）が必要になってきます．

　この患者さんの場合，エックス線写真において，かなりの歯石がついていることや，歯根が全部埋まっているはずの歯槽骨が半分くらいに減っているのがわかります．

　このようにデンタルエックス線写真は，正確な診断をするうえでたいへん重要な資料となります．

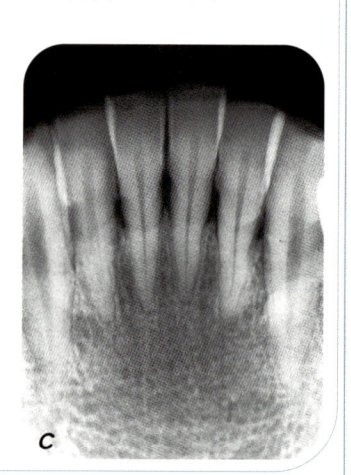

エックス線写真
歯槽骨が半分くらいに溶けています

C

---

miniコラム　エックス線は安全です

　国際放射線防護委員会（ICRP）によれば，歯科エックス線写真撮影は実効線量において胸部撮影の1/3〜1/10の被曝量とされています．

　ちなみに人間は，大地や空，食べ物などから自然放射線を浴びていますが，その年間被爆量の1/60〜1/150にあたる量が歯科エックス線写真撮影の被爆量です．歯科におけるエックス線撮影は，放射線からの防護のために鉛入りのエプロンも使用していますので，かなり安全であるといえます．

5.1.2 歯科医院でもらうお薬

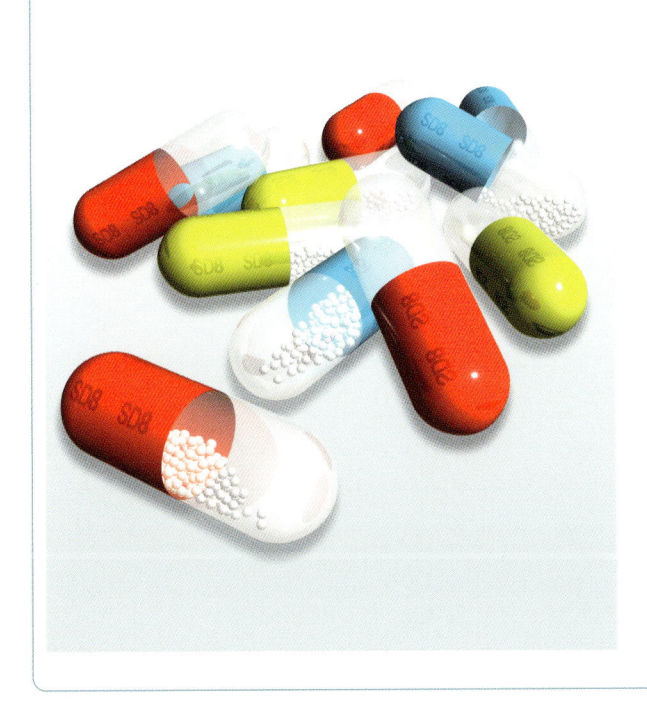

解説

どのようなお薬を使うにしてもアレルギーの問題は重要です．もし以前にお薬を飲んで，じんましん，かゆみ，下痢などの副作用がでたことがあれば，必ず前もって医師に相談してください．その際に具体的になんというお薬でどのような症状がでたかを伝えてください．

お薬の種類

歯科医院でもらうお薬には大きく分けて，**抗生物質**（抗菌薬・化膿止め），**鎮痛剤**（痛み止め），**消炎酵素剤**，**含漱剤**（うがいぐすり），**ステロイド軟膏**などがあります．

●抗生物質（抗菌薬）

いわゆる化膿止めといわれるお薬です．主に歯根のまわりにウミがたまった場合の治療や，歯を抜いた後の感染防止の目的で処方されます．ある期間血液中の薬の濃度が一定でないと効果がないので，勝手に減量したり中止したりせずに指示された時間ごとに服用してください．肝臓・腎臓に重篤な障害がある場合，妊娠している場合などは，使用量を減らすなどの配慮が必要なことがあります．その旨医師に相談してください．

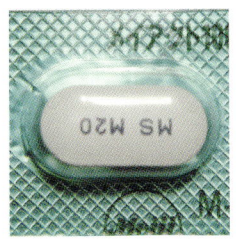

メイアクト（明治製菓㈱）

●鎮痛剤（消炎鎮痛剤）

痛みや発熱を抑えたり，それに加えて炎症を抑えたりする効果のあるお薬です．痛みの原因そのものを治療するものではなく一時的に痛みの症状をとるお薬ですから，過度に長期間の服用は避けるべきです．また痛いからといって，医師から指定された用量以上に服用することは禁物．化膿性の炎症（歯根まわりの病気など）が存在する場合には，原因そのものの治療が必要です．

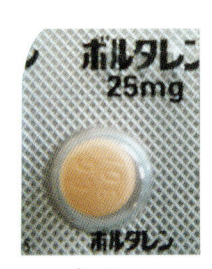

ボルタレン（ノバルティスファーマ㈱）

●消炎酵素剤

主として抗生物質や鎮痛剤と併用して炎症を抑える効果を助けるお薬です．消炎酵素剤の一種・塩化リゾチーム製剤は卵白から抽出された成分から合成されますので，卵アレルギーの方は注意が必要です．

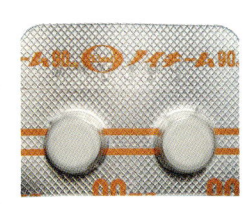

ノイチーム（エーザイ㈱）

上記は内服薬とよばれるいわゆる飲み薬です．いずれも用法用量を守り，また服用の際はコップ1杯程度の水といっしょに飲みましょう．これには途中ノドにひっかかったりしないためや，また腸に入ってからよく溶けるといった効果もあります．

5.1 歯医者さんからもらった資料の理解のために

お薬の説明書の見かた

解説　何のお薬
どういった系統の何のお薬かの分類です．

解説　飲み方
飲み方を間違えると効果が期待できないばかりか副作用を起こす場合がありますので，歯医者さんの指示にしたがって服用して下さい．

《今日お渡ししたお薬について》

薬の名前	色・形	何のお薬	飲み方	効能・効果	服用の注意
㊄メイアクト	(画像)	セフェム系抗生物質	食後に1日3回1カプセル	菌を殺し，化のうを止めます．(注意)できるだけ一定時間ごとに服用してください．	牛乳にアレルギーのある方は使用を避けて下さい．

使用上の注意　おわたししたお薬に過敏症既往歴のある方は使用しないで下さい．
ご不明な点がありましたらお問い合わせください．

解説　効能・効果
お薬を使用した場合の効能・効果です．体調や人によっては効果に差がありますので，その時の体調や効き目について歯医者さんと十分にご相談下さい．

解説　服用の注意について
まれに副作用を起こす場合があります．記載された注意事項をよく守り，歯科医師と十分にご相談のうえ服用して下さい．またその他のお薬との「飲み合わせ」については，医師・薬剤師とご相談して下さい．

●含漱剤（うがい薬）

抜歯後の感染防止や，お口やノドの殺菌・消毒を目的として用いられます．濃すぎて粘膜を刺激したり，薄すぎて効果を減じすぎないよう指定の濃度で用いてください．うがい薬のうちイソジンはポビドンヨード製剤ですので，ヨード過敏の患者さんには使えません．

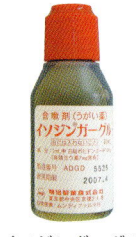

イソジンガーグル（明治製菓㈱）

●ステロイド軟膏

口内炎による痛みや入れ歯による傷の痛みを和らげる目的で処方される消炎剤の軟膏です．あくまでも一時的に炎症を抑えて痛みを和らげる目的のものですから必要以上に長期間用いるものではありません．

痛みの原因に対する治療，つまり口内炎であれば栄養のバランスを整え免疫力を高めるとか，入れ歯（義歯）の不適合が痛みの原因であれば歯科医院にて調整をしてもらう，などが根本的には必要です．

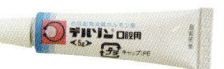

デルゾン（日医工㈱）

以上，歯科医院で処方される薬にはさまざまなものがあります．多くの場合，処方された薬の目的・用法・用量・主な副作用・その他飲み合わせの注意などが書かれた紙を薬といっしょにもらうと思います．お薬の使用においてはこの注意書きをよく読み，わからないことがあれば歯科医師に相談のうえ正しく使用してください．

5.1.3 歯科の麻酔とは？

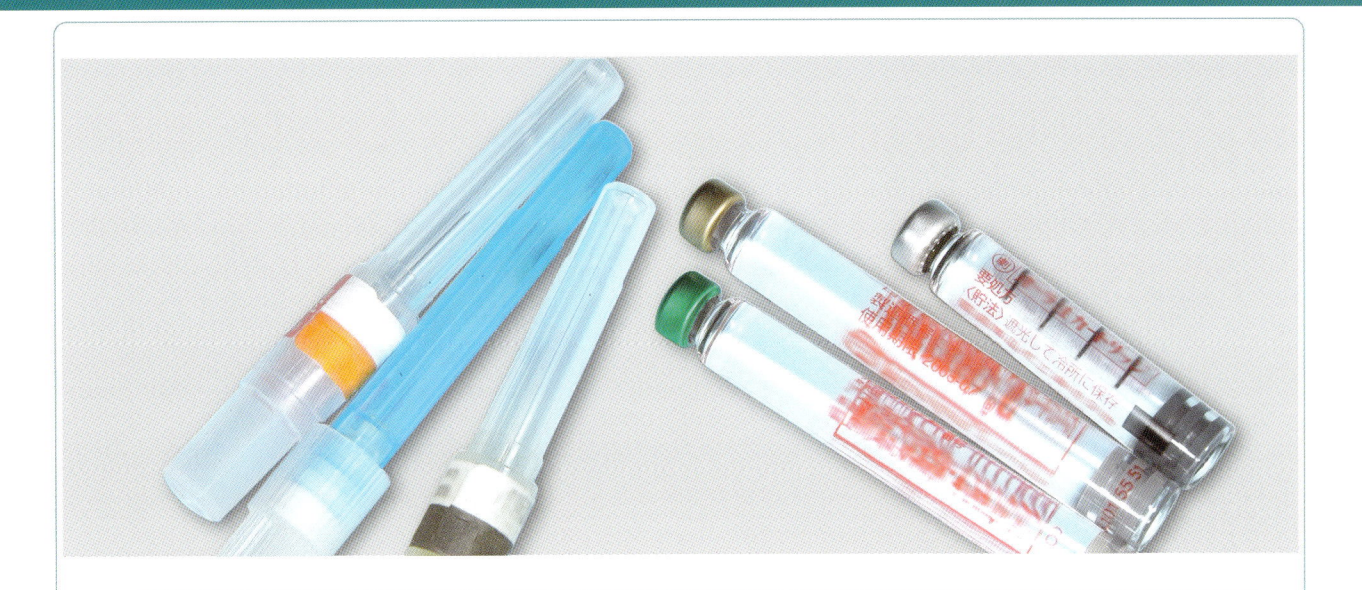

解説 「麻酔が怖くて歯科医院に足が向かない」といったことを耳にしますが，実際はそうでしょうか？ 数10年前は針も太く「麻酔は痛くてあたりまえ」という概念で行われていましたが，現在では表面麻酔をしたうえで極細の使い捨て針を使って「痛みをなくすための麻酔が痛いのはナンセンス」という概念で行われるため，ほとんど痛みがありません．

　歯科医院で多用する麻酔は局所麻酔のなかでも**浸潤麻酔**といって，麻酔薬を入れた部分にゆっくりと浸透させて効果を得るタイプの麻酔です．

　歯の神経は歯根の先端から歯に入っていきます．歯根は歯槽骨という骨の中に埋まっていますので，歯の神経に直接麻酔をすることができません．そこで，その歯根に一番近いあたりの歯肉に麻酔薬を注入し，麻酔効果が浸透していくのを待つようにします．これが浸潤麻酔です．

　「麻酔をしたのに歯を削るとき痛かった」というのは，この浸潤麻酔の特徴です．浸透するのに時間がかかるのと，骨の中に浸透していく途中で効果が少なくなってしまうためです．ですから，削って痛い場合はもう少し時間をおくか，量を足せばよいわけです．

　それでも効果が弱い場合には**伝達麻酔**といって，神経が歯に入るもっと前の大もとのところに麻酔をします．この麻酔はかなり効果的で，広い範囲によく効きます．

　歯科治療時の麻酔に限らず，液体の麻酔薬は体内で分解され水になってしまいますので，何度行っても副作用などを心配する必要はありません．まれに麻酔直後に胸がドキドキしたり，血の気がひいたりすることがあります．これは麻酔薬のなかに含まれている血管収縮剤「エピネフリン」の影響ですので，たいていの場合には数分で治まります．

　麻酔薬の量は，通常の治療では多くても2〜3本，手術でも5〜6本程度しか使用しません．約20本くらいまでの使用は安全とされていますので，問題ないといえます．ただし，治療が終了してからも2〜4時間はしびれた感じが続きますので，唇などかまないようにその間の食事は避けたほうがよいでしょう．

≫≫≫いろいろな麻酔≫≫≫

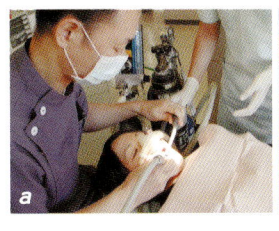

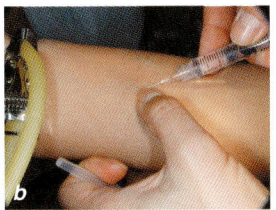

図a, b　a：笑気麻酔．全身麻酔で使用される笑気ガスを低密度で使いながら，とても楽な気分のまま意識下（意識のある状態）で治療を行う麻酔法です．
b：静脈内鎮静法．強い恐怖感をもち，歯科治療が困難な場合は，静脈内に鎮静剤を注入して精神的な安定を得た後，治療を行うこともあります．

5.1.4 コラム 歯医者さんとよい関係で長くつきあっていくために

巷には実に多くの歯科医院があります．地域によっては美容院やコンビニエンスストアの数より多いところもあるようです．これだけ多くの歯科医院がありますからその選択には迷うことでしょう．

◆

でも，ちょっと待ってください．あなたが今から歯科医院に行く目的は何でしょうか？ 少し考えてみてください．

とりあえず今の痛みだけを解決したいのか？ とにかく早く治療を終わらせたいのか？ しっかりと検査をして悪いところはすべて治療したいのか？ 時間はかかってもじっくりと治療したいのか？ 総合的な治療も含めて治療後も末永く定期検診などを行ってほしいのか？など，あなたがどのような治療を望むのか，それをはっきりとさせることから，歯科医院選びや歯医者さんとの付き合い方がはじまるのだと思います．そして，まずそれを歯科医師に告げてください．そうすればあなたの希望・訴えを十分に理解してくれて，きっといいアドバイスをしてくれるでしょう．

◆

しかし，ときにはあなたの希望にそぐわない場合もあります．それは歯科の専門的な見地からの判断の場合が多いのですが，その場合再度，歯科医師から説明を受け，その治療のメリット・デメリットを十分理解し，あなたが納得して治療を始めるほうがよいでしょう．なぜなら，歯科治療は1度始めると継続して治療を受けなければならない場合がほとんどだからです．そして，途中での治療方針の変更は，時として今までの治療すべてが無駄になる場合もあるからです．そこが一般の医科の場合とは大きく異なる点だと思います．また，長年かかって悪くなってきた状態を簡単な治療で元に戻せるほど，お口の病気は単純でないことも肝に銘じておいてください．

◆

このようにして，患者さんと歯科医師が納得のうえで治療が始まります．最近は多くの歯科医院で予約診療を取り入れています．予約時間は患者さん自身の時間です．歯科医院のスタッフは，患者さんの1人ひとりの治療内容に合わせた細かな準備をして，予約時間どおりの来院を待っています．ですから，

> **歯医者さんとうまくつきあうコツ**
> - どのような治療を望むのかはっきり歯医者さんにいってみよう
> - 長年かかって悪くなってしまったお口の状態は簡単な治療では元に戻らないことを理解しよう
> - 約束時間を守らない，当日予約キャンセル，連絡しないで来院しないのは，マナー違反
> - 歯科治療は終わった後の手入れを続けることが重要！

予約時間を守らない，遅れる，治療当日に予約をキャンセルする，連絡なしに治療をすっぽかす……，といったことは，以降の歯科医院と患者さんとの信頼関係を損なう一因にもなりかねません．最低限のマナーを守ってスムーズで快適な治療を受けたいですね．

◆

さて，長い治療が終わって一安心，しかし気を抜くのは少し待ってください．人の体は年齢とともに変化してきます．もちろんお口の中も例外ではありません．一度きちんと治療した後でもそのような変化にしたがってお口の中も変化(老化など)がでてきます．この場合，患者さんの自覚がないままに進むことがほとんどです．ですから，そのような変化にあわせて，継続的なお口の健康管理を行う必要があるのです．歯科治療は終わった後の手入れが実は重要なのです．

◆

このように患者さんと歯医者さんとのかかわりは思ったより奥が深いものなのかもしれませんね．一度改めて考えてみられてはいかがでしょうか？

5.2 よりよい治療を受けるために

1．歯科医院も変化している

痛くなってから歯科医院の門を叩く，そしてむし歯を削ったり，神経をとったり，歯を抜いたり，詰め物をしたり，かぶせたり，それで一段落，といった流れが患者さんサイドからみた歯科医院の一般的なイメージではないでしょうか？

現在の歯科医院はもちろんそのような治療も行っています．でも最近では，歯周病治療，審美歯科治療，インプラント治療など，治療内容も専門的に分化してきています．そして，予防的な観点からお口の中の健康をとおして1人ひとりの健康の増進，快適な食生活の享受のサポート，アドバイスなども行う歯科医院も多くなってきています．

2．お口の状態を十分に理解してほしい

歯科医師は，患者さん自身に自分のお口の健康状態をよく理解してもらいたい，現状を十分に把握してほしい，と常に考えています．そのために，あらかじめ歯科医師からの質問事項を問診表に記入してもらいます．そして，その問診表をもとにして，歯科医師から質問があります．なかにはプライベートな部分があるかもしれません，しかしこの内容は歯科の治療目的以外には使用しません．ですから安心して答えてください．

口腔内の診察では，必要に応じていろいろな検査（エックス線（レントゲン）検査，むし歯の検査，歯ぐきの検査など）を行ったり，歯列の型や口の中の写真をとることもあります．口の中に数多く存在する歯は，私たち専門家からみると1本1本がそれぞれ重要な役割をもっています（たとえば，手の指1本でもケガをしたらとても不便なように……）．1本の歯の状態を診断するために，時にはお口の中全体を調べる場合もあります．その点で質問などある場合は遠慮なく尋ねてください．よりよい治療を行うためには，お互いの信頼関係が不可欠です．疑問や誤解をそのままにしておかないことが大切です．

3．インフォームドコンセントからインフォームドチョイスへ

インフォームドコンセントという言葉は，すでに皆さんのなかでは聞き慣れない言葉ではなくなってきていることでしょう．日本では「説明と同意」と理解されているようです．歯科治療においては，問診，口腔内の診察，種々の検査結果などの資料をもとにして，歯科医師が専門的な立場から治療法の説明をします．そこで患者さんが納得・同意してはじめて治療が始まります．

多くの治療法が紹介され，実用化されてきている現在，より細かな治療内容（治療期間，治療費，治療の侵襲程度など）の説明をし，何種類かの治療法の選択肢を歯科医師が提示をします．そのなかで患者さんが自分の要求に合う治療法を選択するということも行われています．これを**インフォームドチョイス**といいます．このことでドクター任せではなくて，治療に患者さん自身も参加しているという意識がより膨らみます．そしてより安心して治療に専念できることでしょう．

4．セカンドオピニオン

歯科医師は治療の説明を行います．ですが時には，判断を患者さんが下せない場合，別の歯科医師の見解を参考にしてその判断をする助けとする場合もあります．このような見解を**セカンドオピニオン**とよびます．より客観的な立場に立って患者さんに納得がいく判断を下してもらうのが目的です．しかし，治療方針は個々の歯科医師の専門性，技術力，学識などによって異なる場合もあります．これは歯科治療の特殊性の1つかもしれません．いずれにしても，説明を受けた治療内容を十分に吟味して，最終的に治療法を選択するのは患者さん自身であることを忘れないでください．

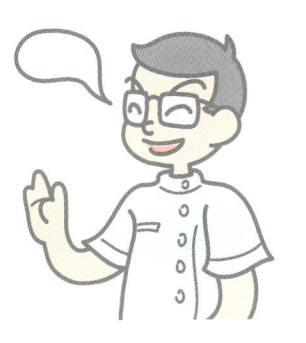

5.3 歯科がよくわかるようになるミニ知識 50

5.3 歯科がよくわかるようになる ミニ知識 50

これからお口の中を健康に保つために，ぜひ知っておいていただきたい歯科用語を紹介します．
　歯科医院で治療に関する説明を聞くときや，歯科に関するホームページを開いてみるときにきっと役に立つはずです．また，専門用語を理解していただくことで歯科のことを少しでも身近に感じていただければと思います．

あ

アフタ

直径数 mm の円形の潰瘍で，周囲に赤い炎症をともないます．強い痛みをともない，治りにくい．

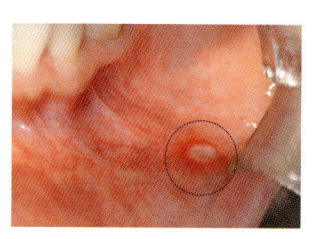

☞類義語：口内炎
☞もっとくわしく！：p54
☞p98・Q24

インプラント

人工歯根を顎の骨に入れて，失われた歯を補うもの．
☞もっとくわしく！：p38, 39
☞p95・Q9 〜 12

う蝕

「カリエス」の項参照．

入れ歯安定剤（義歯安定剤）

入れ歯があわない（会話時に落ちてきたり，食事時不安定できちんとかめないなど）ときに使用します．薬局やスーパーなどで簡単に購入できますが，短期間の使用にとどめたほうがよいでしょう．
☞p96・Q16

か

顎関節症

顎の関節や顎を動かす筋肉が障害を起こし，顎を動かすとき音がする，口の開け閉めのとき痛みがある，口を開けにくい，などが主な症状である慢性的疾患．頭痛や肩こりの原因になっていることもあります．
☞もっとくわしく！：p45
☞p97・Q21 〜 23

カリエス（う蝕）

むし歯のこと．進行程度によりＣ１，Ｃ２，Ｃ３，Ｃ４に分類されます．
☞p100・Q42
☞もっとくわしく！：p113

カリエスリスク

むし歯のなりやすさ．人それぞれむし歯のなりやすさは違いがあります．**カリエスリスクテスト**によってその度合いがわかります．
☞もっとくわしく！：p89

感染根管治療

細菌に感染した歯根をきれいに清掃する治療のこと．針のような器具で神経の穴を掃除しますので，時間と回数がかかります．
☞もっとくわしく！：p62

キシリトール

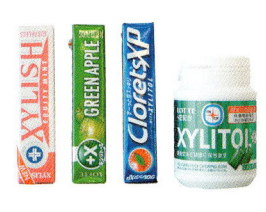

糖アルコールとよばれる天然の甘味炭水化物．白樺に含まれるキシランからつくられます．キシリトールはむし歯の細菌に対して静菌効果，むし歯抑制効果，歯の**再石灰化**効果などがあります．一般には，キシリトール入りガムやキャンディとして販売されています．

☞「再石灰化」の項

金属アレルギー

各種金属が体内でイオン化することによって体内で起こるアレルギー反応．貴金属より卑金属（銀やパラジウムなど）といわれているもののほうがアレルギーを起こしやすい．どの金属に対してアレルギーを示すかはパッチテストとよばれる方法を用いることによって調べることができます．

☞p110・Q100

クラウン，ブリッジ

むし歯が大きな場合や神経がない歯は歯を保護するために歯全体をかぶせ物で治療します．これを**クラウン**といいます．中間の歯がない場合，両方の歯をクラウンにして歯がない部分どうしに橋をかけて固定する治療法を**ブリッジ**(橋)といいます．

☞もっとくわしく！：p33, 34

口角炎

上唇と下唇が移行する唇の端の部分を**口角**といいます．この部分が痛かったり，切れて出血したりする症状がでる状態を**口角炎**といいます．

咬合調整

上下の歯の異常なかみ合わせの接触を選択的に削って調和のとれたかみ合わせに戻すこと．かみ合わせの異常をきたしているケースでは，エナメル質という歯の表面の硬い部分に限って削除してかみ合わせの調整を行います．とくに顎関節症では歯をかみ合わせるときに一部分が早く，あるいは強くあたって，それによってストレスを与えられたり，顎がずれたりしていることがよくあります．このような場合にその部分を削除するだけで改善できるようであれば**咬合調整**を行い，症状の軽減を図ります．

しかしながら，顎関節症では原因となっている箇所を適切に見極めることが重要であり，歯の削除には注意が必要です．また，進行した歯周病では多くの場合で歯が動いてきており，その結果かみ合わせが部分的に強くあたったりして歯周病にかかった歯を余計に悪化させます．したがって歯周病の治療の場合においては，多くの場合にかみ合わせの治療，すなわち**咬合調整**を行います．

☞p97・Q19〜23

根尖病変

主に神経のない歯の歯根の先にできる炎症性の病変．エックス線(レントゲン)写真診査では，歯根の先をとりまく黒い円形の像として認められます．

☞もっとくわしく！：p62
☞p100・Q42

コンポジットレジン

強度を保つためのフィラー(ガラス成分)を含有した樹脂製の白い詰め物で，比較的小さなむし歯の治療に用いられます．接着性の向上や物性の向上により，審美的な修復や必要最小限に歯を削って行う治療(MI)へとその応用範囲は広がっています．

☞もっとくわしく！：p59
☞p94・Q4

さ

再生療法

失われた組織が前と同じような構造で回復することを**再生**とよびます．現在新聞や雑誌で**再生療法**がさかんにとりあげられ，再生という言葉も一般的に知られるようになってきました．歯科の分野では歯周治療の領域で**GTR法**や**エムドゲイン®**，インプラント治療では**GBR**

法などが実用されています.

☞もっとくわしく！：p69

再石灰化

エナメル質のなかのカルシウムやリンなどが酸によって溶かされてむし歯になります．しかし，唾液中のカルシウムやリンを沈着させて元に戻すはたらきがあり，これを**再石灰化**といいます．再石灰化は**フッ化物（フッ素）**により強く増強されます．

☞p106・Q78, P108・Q87〜89,「キシリトール」，「フッ化物，フッ素」の項

シーラント

むし歯にならないように奥歯のみぞを封鎖するための流れのよい樹脂の材料のこと．乳歯，はえて間もない永久歯ともに，予防的に充填することでむし歯から歯を守ります．

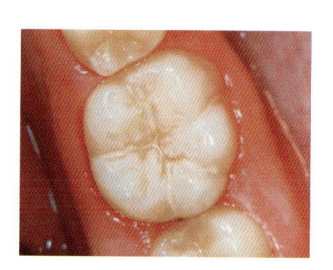

磁石デンチャー（マグネットデンチャー）

歯根や新たに植立した**インプラント**に磁性体金属を装着し，入れ歯のほうにも磁石を付け，それら双方の磁力による維持増強で入れ歯の安定性を向上させたものです．

☞もっとくわしく！：p41

歯石

プラーク（歯垢）が石灰化したもの．ブラッシングなどの物理的な清掃では容易に除去できません．

☞p106・Q77,「プラーク」の項

小矯正

矯正治療のなかでも数本の限られた歯のみを矯正の対象としたもの．動かせる範囲に制限がありますが，期間や費用は少なくてすむことが多い．**MTM**（minor tooth movement，エムティーエム），**LOT**（limited orthodontic treatment，エルオーティー）ともよばれています．

☞もっとくわしく！：p77

審美歯科

歯の機能的側面と審美的な側面の両面に焦点をあてて，年代にあった口元の健康と健康美を求めていく治療です．

☞もっとくわしく！：3.1 美しい笑顔のための治療室

サホライド

フッ化ジアンミン銀を成分としたむし歯（う蝕）進行抑制剤．主に乳歯に適応されますが，塗布すると象牙質が黒く変色します．

色素沈着（歯肉）

メラニン色素が沈着した場合と，金属などの外来異物による沈着，の2通りがあります．

☞もっとくわしく！：p28

歯周ポケット

歯周病により歯と歯ぐきの間にできた隙間を**歯周ポケット**とよびます．歯周ポケットはプローブとよばれる器具を用いて深さを計ります．歯周病の進行とともに歯周ポケットは深くなります．一般的に正常な人で2〜3mm以内です．

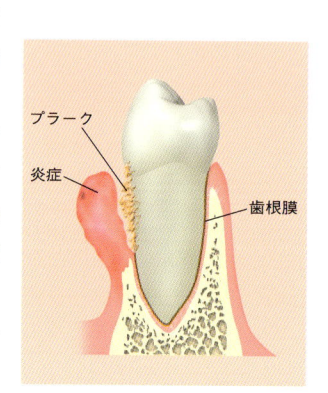

歯肉炎

プラーク（歯垢）のなかの病原性の細菌によって起こる歯肉の炎症です．炎症が歯肉内だけにとどまらず，その周りの歯を支えている**歯槽骨**に及んだ状態になると**歯周炎**とよばれます．

☞もっとくわしく！：3.6 歯肉の治療室

スケーリング

歯の表面に付着した**歯石**をスケーラーとよばれる器具を用いて除去する行為を指します．歯周病の基本的な治療の1つです．手で行う場合と超音波スケーラーという機械で行う場合があります．歯石は歯ブラシでは除去できないため，このような**スケーリング**で専門的に除去を行います．

歯周病では歯肉縁下歯石とよばれる歯ぐきの内側の歯根面に付着した赤黒い歯石の存在が問題になります．これらを汚染された歯根面とともに除去して歯周病の治療を行います．また，歯周病の治療が終わった後も定期的に歯石を除去して歯周病の再発を防ぎます．

スプリント

歯ぎしりや**顎関節症**・**矯正**の治療に用いられる装置．一般に写真のようにマウスピースのような形状をして上顎に装着するものが多いようです．

☞ もっとくわしく！：p46
☞ p97・Q19

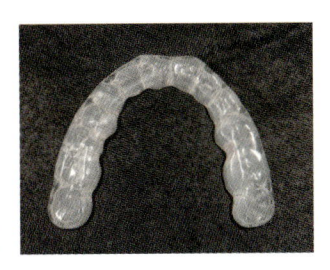

た

唾液

唾液は耳下腺，舌下腺，顎舌腺などの唾液腺から産生され，絶えず口腔内を洗浄しています．口腔内を湿らせ発音を容易にし，食物の摂取をなめらかにするはたらきもあります．また，消化酵素を含有し，消化を助けます．さまざまな抗体を含有して感染防御にはたらきます．

☞ p106・Q75

脱灰

食べ物の糖分を利用して細菌が産生した酸により，歯のエナメル質や象牙質表面から，リン酸カルシウムなどの結晶が溶けだすことです．

☞「キシリトール」「再石灰化」の項

知覚過敏

歯周病や過度のブラッシングなどさまざまな原因により**象牙質**が露出することにより，通常ではしみないような刺激や少しの冷たい刺激で歯がしみるようになること．治療法としては，知覚過敏用の塗り薬，レーザー照射，コーティング材，などがあります．

デンチャー

入れ歯，**義歯**ともいいます．一般に多くの歯を失ったときの治療法です．**ブリッジ**とは違って取り外しが原則です．いろいろなタイプの義歯があります．

☞ p96・Q16～18，「ブリッジ」の項

ドライマウス

唾液の分泌量の低下によりお口が乾燥した状態をいいます．症状は，お口がヒリヒリしたり，食べ物を飲み込みにくくなったりします．

☞ p106・Q75，「唾液」の項

な

認定医

歯科もいろいろな専門分野に分かれており，専門分野それぞれに学会があります．日本歯周病学会，（社）日本口腔外科学会など，各学会が会員のために認定医制度をもっています．認定医になるためには，歯科医師が各学会独自の認定医試験に合格する必要があります．

は

バイオフィルム

粘性のあるフィルム（層）のなかに複数の種類の細菌が共存して複合体を形成し，固体（歯）の表面に付着した状態の総称．いわば細菌が共同生活している集合体のようなものです．

☞ 類義語：プラーク

歯ぎしり

睡眠中に起こす異常機能運動で軋み音を発することも多い．習慣性があるため，歯ぎしりを続ける結果，歯や歯周組織，顎関節に障害を起こすことが多くなります．

☞ 類義語：ブラキシズム
☞ p97・Q19,「顎関節症」の項

8020運動（はちまるにいまるうんどう）

8020運動とは「80歳になっても20本以上自分の歯を保とう」という運動で，平成元年に厚生省（現・厚生労働省）で提唱されました．

永久歯28本のうち，20本以上自分の歯があれば，ほとんどの食物をかみ砕くことができ，おいしく食べられることから，80歳になっても20本以上自分の歯を保つことを目標として掲げています．

抜髄

歯髄（歯の神経）を取り除く治療．むし歯が進行して神経まで達すると痛みを感じるようになります．このような場合，細菌が歯の神経まで達している場合が多く，感染している神経をすべて取り除かなければなりません．一度抜髄された歯はもろくなります．

☞ もっとくわしく！：p61
☞ p100・Q38, 39

フッ化物，フッ素

フッ素は自然界に広く分布しているハロゲン属の元素で，天然にはフッ化物の状態として存在します．適切な濃度でむし歯予防効果があり，最近では多くの歯磨剤（はみがき粉）に入っています．

☞ p108・Q87～89,「再石灰化」の項

プラーク

プラークとは，日本語では**歯垢**とよび，歯の表面に付着する細菌の塊まりのことをさします．歯面に対して選択的に唾液成分や細菌が吸着し，相互の付着作用やその発育により多量の細菌集塊が蓄積し，プラークとなります．

☞ 類義語：バイオフィルム

プラークコントロール

細菌は集落をつくるとともに歯の表面に強固に付着し，なかなかとれなくなります．このような状態（プラーク）が一度形成されると，むし歯や歯周病が進行していきます．このプラークを除去したり，付着を抑制することを**プラークコントロール**といいます．

☞「バイオフィルム」「プラーク」「歯周ポケット」の項

ブラッシング

歯みがきのこと．歯周病やむし歯の予防において大きな役割を果たす，歯ブラシを使ったホームケアのことです．

☞ p107・Q82, 83, 86

プロービング

歯周プローブという器具を使って，歯と歯ぐきの間の溝である**歯周ポケット**を測定すること．プロービング値（歯周ポケットの深さ）は**歯周炎**の進行度合いを知るうえでの重要な指標となります．

☞「歯周ポケット」の項

ホワイトニング

歯の色が黄ばんでいたり変色している場合，薬剤を使用して歯を白くすること．自宅にもち帰って行う**ホームホワイトニング**と，診療室で行う**オフィスホワイトニン**

グがあります．

☞もっとくわしく！：p26

ま

マウスガード

スポーツによる外傷から歯や顎を守るための装置で，通常は上顎に装着します．**マウスピース**や**マウスプロテクター**などさまざまな名称でよばれています．スポーツ用品店で販売している簡易型もあります．しかし，個人のお口に合った，より精密なものを歯科医院で製作されることをお勧めします．

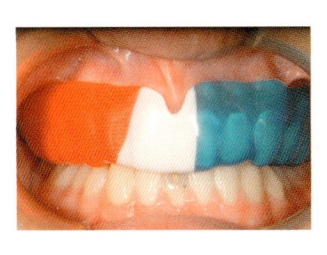

ミュータンス菌

むし歯の原因菌とされている細菌の1つ．砂糖などを栄養分として酸を産生し，歯を溶かしてしまいます．

☞「カリエス」の項

メタルボンド

金属に陶材を焼き付けたクラウン(冠)．色調や表面の滑沢性などの陶材の利点をもち，金属に焼き付けることによって強度が増していきます．

☞同義語：金属焼付ポーセレン
☞もっとくわしく！：p43

メインテナンス

治療終了後に，再発の防止や現状の維持などのために定期的にようすをみていくこと．あらゆる治療において必要です．

☞もっとくわしく！：p70

滅菌

すべての微生物を完全に死滅除去すること．ちなみに**消毒**は病原体を不活性化，または殺滅することにより感染を阻止することです．歯科医院で使用する器具は**消毒**か**滅菌**をしているものを使用しています．

ら

レーザー治療

レーザー光は元来，工業用で金属の切断・溶接に用いられていました．現在では多種のレーザーが医科や歯科に導入されていますが，歯科ではメスの代用として使われるほか，むし歯予防，痛みの軽減，治癒促進など多様な目的で使用されるようになってきました．

[執筆者プロフィール]

田中　秀樹（たなか・ひでき）
福岡県出身
1988 年　九州大学歯学部卒業
現在　福岡県福岡市開業　田中ひでき歯科クリニック

水上　哲也（みずかみ・てつや）
福岡県出身
1985 年　九州大学歯学部卒業
現在　福岡県福津市開業　医療法人水上歯科クリニック

安東　俊夫（あんどう・としお）
福岡県出身
1988 年　北海道大学歯学部卒業
現在　福岡県大野城市開業　安東歯科医院

徳永　哲彦（とくなが・てつひこ）
福岡県出身
1989 年　朝日大学歯学部卒業
現在　福岡県宗像市開業
　　　医療法人フィロソフィア 徳永歯科クリニック

竹田　博文（たけだ・ひろふみ）
熊本県出身
1988 年　九州大学歯学部卒業
現在　熊本県八代市開業　竹田歯科医院

泥谷　高博（ひじや・たかひろ）
大分県出身
1991 年　九州大学歯学部卒業
現在　福岡県糟屋郡開業　ひじや歯科

堤　春比古（つつみ・はるひこ）
福岡県出身
1988 年　九州大学歯学部卒業
現在　福岡県糟屋郡開業　つつみ歯科医院

荒木　秀文（あらき・ひでふみ）
福岡県出身
1989 年　福岡歯科大学卒業
現在　福岡県春日市開業　荒木歯科医院

歯医者さんを知ろう!!　歯医者さんと患者さんとのコミュニケーションツール

2006 年 7 月 10 日　第 1 版第 1 刷発行

著　者　田中　秀樹／水上　哲也／安東　俊夫／徳永　哲彦／竹田　博文／
　　　　泥谷　高博／堤　春比古／荒木　秀文

発 行 人　佐々木　一高

発 行 所　クインテッセンス出版株式会社
　　　　　東京都文京区本郷 3 丁目 2 番 6 号　〒 113-0033
　　　　　クイントハウスビル　電話 （03）5842-2270（代表）
　　　　　　　　　　　　　　　　　 （03）5842-2272（営業部）
　　　　　　　　　　　　　　　　　 （03）5842-2275（ザ・クインテッセンス編集部）
　　　　　web page address　　http://www.quint-j.co.jp/

印刷・製本　横山印刷株式会社

Ⓒ 2006　クインテッセンス出版株式会社　　　　　　　禁無断転載・複写
Printed in Japan　　　　　　　　　　　　　　　　落丁本・乱丁本はお取り替えします
　　　　　　　　　　　　　　　　　　　　　　　　ISBN978-4-87417-916-1 C3047

定価は表紙に表示してあります